杨力老师 的
8堂艾灸课

**教你用一根艾条
养护全家健康**

中国中医科学院教授、博士生导师
中央电视台《百家讲坛》特邀专家

杨力 —— 著

中国轻工业出版社

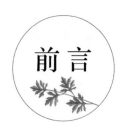

前 言

　　研究中医这么多年来，我一直主张人们多用艾灸来防病治病，因为艾灸是补阳气最好的途径。

　　我国宋代有一个很出名的医学家名叫窦材，他写了一本《扁鹊心书》，这本书重点讲述了一个道理，就是养生重在扶阳。窦材认为，自古扶阳有三个方法：第一个是灼艾，第二个是丹药，第三个是附子。灼艾就是我们说的艾灸。

　　人为什么要补阳气呢？《黄帝内经》中指出："阳气者，若天与日，失其所，则折寿而不彰。"阳气对人体起到温煦脏腑、濡养筋骨的作用，就好像阳光普照万物，植物才能进行光合作用、才能苗壮成长一样。我以前也说过，阳气是五脏的动力，也是生命的火种，人不能没有阳气。阳气决定着人的健康与生命，没有阳气，生命就会停止，所以我们必须注重补养阳气。

　　艾灸是如何帮助我们补养阳气的呢？很多人觉得这是一个复杂的程序，其实操作起来非常简单，就是用艾条或艾绒熏烤，通过对经络穴位的刺激，把艾草的药力带到我们的病痛处。

　　这些年来艾灸发展越来越快，在内、外、妇、儿、五官等科的疾病中都有了广泛的应用，尤其是对于一些寒证、虚证有特别好的疗效。

艾灸疗法是一种由多元因素相互影响、相互补充、共同发挥作用的整体治疗手段。比如说，我们用隔姜灸灸神阙穴，这其中就包括了温热刺激、经络穴位、药物等诸多因素，它们相互之间是有机联系的，并不是单一孤立的存在，缺了其中一个就会失去应有的治疗作用。

为了让艾灸更好地服务于人们，我把这些年来的临床经验总结出来编写了这本书，以期让更多的人了解艾灸、认识艾灸、使用艾灸。全书从艾灸入门，再到穴位进阶，最后到艾灸的实际应用，循序渐进地展示了艾灸的方法和功用。

我相信，那些用过艾灸或正准备使用艾灸的人，都会因为艾灸的神奇而更加深爱艾灸！

目录

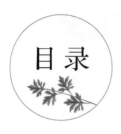

入门篇 | 关于艾和灸的那些事

第❶课

为什么选择艾灸

一起走进艾灸文化 / 3

艾灸有什么优势 / 5

艾灸是否人人都适合 / 7

第❷课

慢慢熟悉艾的味道

艾条、艾炷和艾粒 / 9

巧选艾绒和艾条 / 12

关于艾烟的问题 / 13

第❸课

快速掌握艾灸的方法

最常用的艾炷灸和艾条灸 / 14

最省事的艾灸盒灸法 / 20

施灸时的补与泻 / 23

把握好施灸的量 / 24

施灸时要注意的事 / 26

如何处理灸后反应 / 27

进阶篇 | 必须了解的经络和穴位

第❹课

经穴是艾灸起效的关键

经穴激活自愈力 / 33

掌握正确的取穴方法 / 34

禁灸穴位知多少 / 37

第❺课

受益终身的12个艾灸保健穴

百会穴——一穴灸开，百病全无 / 39

大椎穴——清热解表，振奋阳气 / 42

中脘穴——温胃散寒，理气止痛 / 44

肾俞穴——益肾温阳，填精补髓 / 47

关元穴——守住丹田，留住真元 / 49

曲池穴——清热解表，通利关节 / 52

神门穴——清心安神，泻火凉营 / 54

足三里穴——健脾和胃，固本培元 / 56

阳陵泉穴——疏泄肝胆，清利湿热 / 59

三阴交穴——疏肝理气，调理冲任 / 61

太溪穴——补肾益阴，培补元阳 / 62

太冲穴——疏肝解郁，调气理血 / 65

实践篇 | 用温暖的艾灸调养全家

第❻课
用艾灸帮你搞定亚健康

每天几次温和灸，固本培元不疲劳 / 71

辨证治疗，灸治各种头痛 / 73

巧用艾灸改善颈椎不适 / 77

用艾灸赶走突然到来的腹痛 / 80

辨证治腰痛，艾灸显奇效 / 84

每种失眠的背后都有治愈的奇穴 / 89

选对灸穴就能治好感冒 / 93

艾灸巧治各种咳嗽 / 96

艾灸治便秘，治标又治本 / 100

第❼课

艾灸是女人最好的朋友

痛则不通，通则不痛——乳腺增生的艾灸方法 / 106

一份好心情再加一份"艾"，治好月经不调 / 110

痛经者最需要"艾"来通络 / 115

治疗闭经并不是什么大问题 / 120

灸对穴位，让白带不再增多 / 123

第❽课

艾灸是慢性病的调理大师

每个高血压患者背后都应有个"艾"医生 / 127

艾灸能有效改善糖尿病症状 / 132

高脂血症的源头多在于脾胃 / 135

冠心病的治疗应全面 / 138

别把脂肪肝不当回事儿 / 141

艾灸非常适合治疗肩周炎 / 144

什么是艾灸？

艾灸对于我们的健康有何意义？

是否人人都适合艾灸？

艾灸具体如何操作？

艾灸有哪些注意事项？

……

对于从没有接触过艾灸的朋友，

可能会存在上述疑问，

那么，就让我们带着这些疑惑，

正式进入艾灸的课堂，

开始寻找"艾"的答案吧。

入门篇

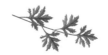

关 于 艾 和 灸 的 那 些 事

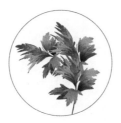

第1课
为什么选择艾灸

一起走进艾灸文化

谈论艾灸，首先要提的自然是艾灸最基本的原材料——艾叶。

艾叶就是艾草这种植物的叶片。早在先秦时期，艾草就已经是关系民生的重要植物了。《诗经》中就有这样的描写："彼采艾兮，一日不见，如三岁兮。"诗中先人们所采的"艾"便是艾草。我国出产艾草的地方有很多，其中以李时珍的家乡——湖北蕲州所产最佳，当地的艾草也被称为"蕲艾"。

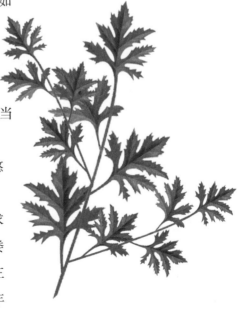

用艾叶治病的历史非常悠久。战国时期的孟子就说过："今之欲王者，犹七年之病，求三年之艾也"（《孟子·离娄上》）。所谓"七年之病，求三年之艾"，意思是说，得了多年的病，要想治好，需要寻求陈年的艾叶。如今在民间，也还流传着"家有三年艾，郎中不用来"的说法。

在明代医家李时珍的《本草纲目》一书中，对艾叶的功效有这样的记载："艾叶……生温熟热，纯阳也。可以取太阳真火，可以回垂绝元阳，服之则走三阴，而逐一切寒湿，转肃杀之气为融和；灸之则透诸经，而治百种病邪，起沉疴之人为康泰，其功亦大矣。"其中提到的"灸之"，正是艾灸之意。

当具体艾灸时，就不得不涉及经络穴位。人体是一个有机整体，这个整体通过什么来沟通呢？通过经络。人体的经络就像是电线一样沟通了脏腑与四肢百骸，将人体脏腑组织器官联系起来。这些"电线"具有运行气血的功能，而穴位就是"电线"上的重要接点，通过艾灸这些"接点"，能调节人体气血，从而达到防治疾病的作用。

经络穴位是学习艾灸绕不开的知识点，后面的"进阶篇"即是对经络穴位的详细讲解，此处暂不做进一步展开。

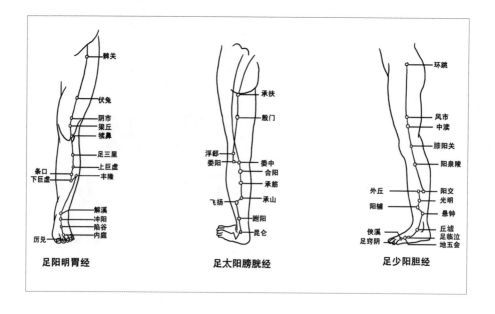

艾灸有什么优势

在临床治疗当中，与药物和针刺相比，我更愿意使用艾灸为患者治疗。艾灸与药物、针刺等相比有其独到之处，很多患者也乐于接受这一疗法。

艾灸治病，应用广、疗效好

艾灸有祛寒止痛、补虚固脱、温经通络、消瘀散结等作用，在内、外、妇、儿、五官等科的疾病中有着广泛的应用，尤其适宜于寒证和虚证。

我有一位老朋友在南京，有一次她来我家做客。刚到没多久，就开始上吐下泻。我询问了一番，她说自己可能在火车上吃坏了肚子。我给她把了脉，情况不太严重。我让她躺在床上，用隔盐灸的方法对她的神阙穴进行施灸，20壮后她感觉好多了。

她回到南京不久又打来电话，说自从上次艾灸之后她的关节炎症状轻了不少，简直是神了。我对她说："如果你早跟我说有关节炎，你早就好了。"我又告诉她每隔3天灸1次，坚持灸一段时间，慢慢就能改善甚至痊愈。这位老友再打电话时，已经好得差不多了。我叮嘱她平时一定不要贪凉，即使夏天也要注意，否则这种病还会犯。

艾灸不仅能治"已病"，还能治"未病"。《黄帝内经》中所谓："圣人不治已病治未病"，意思是说，真正高明的医生不是治疗已经发生的病，而是预防疾病的发生。平时我们若能进行一定的艾灸保健，就能很好地预防疾病的发生。比如，通过对某些穴位施灸，如大椎穴、足三里穴、气海穴、关元穴等，可以有效增强人体抗病能力。

艾灸操作简单，容易掌握

针刺疗法与艾灸疗法常常并称为"针灸"。虽然针刺的治病效果也很好，但需要找穴非常准确，并且需要把针刺入体内，对非专业人员来说，在操作上往往不易把握。相比之下，灸法就要简单得多，只需要用点燃的艾条熏烤穴位所在的皮肤表面，非常容易掌握。

对于没有学过中医、不了解经络的人来说，找准穴位并不是简单的事。但对于艾灸，经穴定位不用像针刺那样必须精准到一个点。在对穴位施灸时，只需在包括穴位在内的一个相对大的区域里熏烤即可。

艾灸使用安全，很少出现不良反应

俗话说"是药三分毒"，虽然药物本身能治病，但毕竟药物是有偏性的，使用不当则可能引起不良反应。一般人并不懂医药，因此用药更须谨慎。对于针刺疗法，如果在操作过程中应用不当，或者手法不熟练，则可能发生滞针、晕针等问题。相比而言，用艾灸调理比针药更安全。

从感觉上来说，有些药物比较苦，人们不爱吃；针刺则会使有些人感到害怕，而艾灸则是靠点燃的艾炷或艾条在人体相应穴位熏烤，不仅不会产生痛感，而且还会使人感觉特别舒服。

"凡病，药之不及，针之不到，必须灸之"

《医学入门·针灸》中指出："凡病，药之不及，针之不到，必须灸之。"也就是说，有些病用药不太管用，而用针刺又达不到效果，这时就要用艾灸来治疗了。《灵枢·官能》中也这样说："针所不为，灸之所宜。"可以看出，在治疗疾病中，有时艾灸比药物、针刺更有优势。

从"凡病，药之不及，针之不到，必须灸之"这句话中，我们也可以看出，有时治病需要多方配合。当用药或针刺都不理想时，可以考虑用艾灸；有些时候，单纯的针刺效果并不理想，而结合艾灸，效果会特别突出。

艾灸是否人人都适合

我们说艾灸这样好那样好，那么艾灸是不是人人都适合呢？可以这样说，绝大多数人都是适合艾灸的，只有极少数人不适合艾灸。

一般来说，有严重高血压的人不适合进行艾灸。平时高血压不是很严重的人可以用艾灸来调节血压，但如果血压的数值太高（高压高于170毫米汞柱，低压高于120毫米汞柱）就不宜进行艾灸了，否则可能引起血压升高。

关于艾灸治疗癌症，目前我还没有看到完全通过艾灸治愈的病例。对于一些癌症，用艾灸治疗，更多的是从改善身体免疫功能入手。因为癌细胞会破坏人体的平衡和免疫力，这时艾灸可以增强正气，提高免疫力。

女性朋友在怀孕期间可以艾灸，但要注意艾灸的部位。另外，女性在月经期间也是可以进行艾灸的，但要注意辨证施灸，不然可能适得其反。

目前还有一个争议较大的说法，就是《伤寒论》里提到有热证的人不要进行艾灸。张仲景认为，如果人体有实热的话，是不宜进行艾灸的。但是后世在艾灸的临床实践中发现，一些热证也是可以进行艾灸治疗，只不过选的位置、穴位不同，或者灸量不同，或者方法不同。因此，热证能否施灸还须具体情况具体分析。

第2课
慢慢熟悉艾的味道

艾条、艾炷和艾粒

艾条、艾炷和艾柱是进行艾灸最常用的3种艾制品。"工欲善其事，必先利其器"，想要把艾灸应用好，首先就得了解这些艾灸常用材料的具体用法。

艾条

艾条是用棉纸包裹上艾绒制成的圆柱形长条，就像一个特大号的无嘴香烟一样。而艾绒是艾叶经过晒干、捣碎、筛选干净后形成的软细如绵的绒状物。

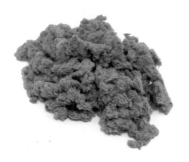

艾绒

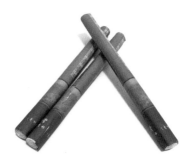

艾条

艾条在临床应用上非常广泛，因为它的使用方法非常简单，可以自己灸，也可以找人帮忙灸，而且不起泡、不发疮，不仅不会感觉不适，还会有暖暖的舒适感。

艾条可分为纯艾条和药艾条两种，一般药店都有出售。除了去药店或上网购买，我们还可以买来现成的艾绒自己在家制作艾条，这样既能保证艾绒品质，又经济实惠。

如果是制作纯艾条，可以根据实际需要的大小，取一张桑皮纸（如果家中没有桑皮纸，用普通的白纸也可以），用胶水粘成一个圆筒状，然后往里面加入艾绒，一边加一边用手指或笔顶紧艾绒；如果是制作药艾条，就需要根据具体病症来添加相应药物，一般常用的药物有肉桂、干姜、木香、独活、白芷、苍术等，这就需要专业的医师指点进行了。

艾炷

古人最喜欢用艾炷进行艾灸。什么是艾炷呢？"炷"在古代有灯芯的意思，艾炷就是用艾绒制成的小圆锥体。当使用艾炷进行灸疗，燃尽一个艾炷，就称之为"一壮"。如果要灸三壮，那就是说要连续灸完三个艾炷。

艾炷完全可以自己制作。制作时，选取适量优质艾绒，放在一个平板上，然后用拇、食、中三指一边捏紧一边旋转，旋得越紧越好，最后把艾绒旋捏成一个小圆锥体。这样的形状不仅可以放得平稳，而且燃烧时火力是由弱到强，身体更容易耐受。

还有一种是用艾炷器制作的艾炷，方法更为简单，只需把艾绒填到艾炷器里压实就可以了。用艾炷器制成的艾炷，艾绒紧致，大小相同，更便于应用。

艾炷有大、中、小3种，大的高约1厘米，炷底直径约1厘米，可燃烧3~5分钟，多用于隔物灸；中型艾炷是大艾炷的一半，也多用于隔物灸；小艾炷就像麦粒大小，一般用于直接灸。

《扁鹊心书》记载："凡灸大人，艾炷须如莲子，底阔三分，务要坚实；若灸四肢及小儿，艾炷如苍耳子大；灸头面，艾炷如麦粒大。"也就是说，如果是大人灸，艾炷可制成莲子大小；如果是灸四肢或给孩子灸，艾炷可制成苍耳子大小；如果是灸头面部，艾炷做成麦粒大小就可以了。

艾柱

这种艾柱与上面的"艾炷"不是一回事，艾柱的形态就相当于普通艾条被截成了若干段，其中任何一段就是一个艾柱。这种艾柱主要用于艾灸罐灸法，是伴随艾灸罐灸法而出现的。使用时，将适宜长度的艾柱置于艾灸罐中，点燃一端即可。

药店或网上一般都能买到现成的艾柱，当然也可以根据需要，直接将艾条截成适宜长度的若干段使用，效果是一样的。

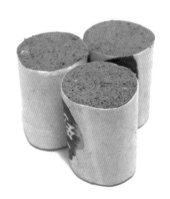

巧选艾绒和艾条

艾绒有青艾绒和陈艾绒之分。青艾绒是用当年采摘的艾叶制成的。我们平时使用的艾绒大多为陈艾绒，用这样的艾绒在进行艾灸时，灸火温和，灸感明显，效果也特别好，而青艾绒大多火烈，艾灸时会有灼痛感，正如李时珍在《本草纲目》中所说："凡用艾叶需用陈久者，治令细软，谓之熟艾。若生艾灸火则易伤人肌脉。"

一般来说，陈艾绒好不好主要是由艾绒的纯度来决定的。纯度越高质量就越好，反之就越差。其中，极品陈艾绒的纯度极高，因其颜色金黄，也称为金艾绒。那么，具体如何判断陈艾绒的好坏呢？我告诉大家一个口诀，那就是"一捏，二看，三闻，四燃"。

"一捏"：优质艾绒里不会掺杂枝梗及其他杂质，捏起一撮，很容易成形。

"二看"：优质艾绒的颜色是土黄色或金黄色，如果里面夹杂有青绿色，则可能含有青艾绒。

"三闻"：优质艾绒闻一闻能感觉到淡淡芳香，青艾绒大多有青草味。

"四燃"：将艾绒点燃，好的艾绒冒出的艾烟有些淡白，不浓烈，气味芳香，没有刺鼻味。

当我们购买艾条时，除了结合上面判断艾绒的好坏外，还要考虑其他方面：好的艾条摸上去比较结实；好的艾条火力柔和不烈，燃烧的时间也比较长，弹掉艾灰，看上去是红彤彤的。用这种艾条施灸时，有热气的熏烤感而不是灼烧感。

平时我们家里用艾绒也好，艾条也罢，一次不用买太多。

可能有的人图省事，喜欢多买一些回来，这时如何保存就是一个问题了。因为艾绒和艾条极易受潮，如果是少量的艾绒或艾条用塑封袋包装就可以了，随用随拿；如果量多，可用一个大的塑料袋或购物袋（不要有破洞）装好。天气好的时候，可以拿出艾绒或艾条晾晒几个小时即可。

关于艾烟的问题

艾烟就是艾叶燃烧之后产生的烟。关于艾烟对人体有利还是有弊，这些年来一直存在着争议。有的人认为艾烟可以抗菌杀毒、预防感冒等；而有的人认为经常吸入艾烟会致病、致癌。究竟哪种说法更可靠呢？

不可否认的是，艾烟是艾草应用中的一个方面。古人就有用艾叶烟熏治病和预防疾病的做法，我国已知最古老的医学方书《五十二病方》以及东晋时期葛洪的《肘后备急方》等医药著作中都有关于艾叶烟熏治病的记载。

现代医学研究证明，艾烟对不同传染性疾病的多种病菌有一定的抑制作用。我在家里有时候也会拿一根点燃的艾条，把屋里屋外都熏一熏，这样家里人就不容易感冒，而且艾的香味也让人心情舒畅。

那艾烟有没有危害呢？如果说艾烟一点危害没有，可能会有些牵强。因为市面上一些艾条掺有很多的杂质，这样的艾条产生的艾烟对人体或多或少会产生一些影响。另外，艾烟里还含有小部分的粉尘、一氧化碳等成分，尤其是那种用于随身灸的艾灸罐，由于艾柱在罐内燃烧不充分，就会产生一些不好闻的气味。如果是长期使用，需要经常开窗通风。

第3课
快速掌握艾灸的方法

最常用的艾炷灸和艾条灸

艾炷灸和艾条灸是我在临床中使用最多的艾灸方法，掌握这两种方法的操作技巧是非常有必要的。

艾炷灸——小艾炷，大功效

我们所说的艾炷灸就是把制成的艾炷放在穴位上进行施灸的方法。在施灸时，我们所选择艾炷的大小、多少，应根据疾病性质、病情轻重、施灸部位和年龄大小等多方面进行考虑，不是说什么病都可以拿来随便灸的。比如，有的人刚得病，平时身体素质较好，这时可以用一些大的艾炷进行施灸，壮数也可以多一些；而那些久病体虚的人，所用的艾炷最好小一些，壮数少一些。

根据艾炷灸的操作方法可分为直接灸和间接灸两种。

直接灸

直接灸也叫着肤灸、着肉灸，顾名思义，就是说把大小适宜的艾炷点燃后直接放在皮肤上施灸。这种灸法的优势是艾炷直接接触穴位，热力比较强，可以直达病灶，给病症相对应的穴位以更强的刺激，效果比一般的灸法要强。

直接灸可细分为无瘢痕灸和瘢痕灸。

（1）无疤痕灸

无疤痕灸也叫非化脓灸，一般都是用中、小艾炷直接灸灼穴位皮肤，这种方法是灸到皮肤有红晕但不起疱，不化脓，也不留瘢痕。无疤痕灸最适合慢性虚寒性疾病。

这种方法在使用前先用少量的凡士林涂在穴位皮肤上，防止艾炷滑掉，然后把大小适宜的艾炷放在穴位上，点燃艾炷的尖部，随着艾火向下燃烧，皮肤的热感逐步增强，大约烧到艾炷还剩四分之一感觉有些灼痛时，再换下一个艾炷继续施灸。

如果局部起疱了，我们也不用挑破，任其自然吸收就可以了。一般刚开始会有色素沉着，但过一段时间就消失了。对于孩子或有感觉障碍者，用这种方法时，一定要掌握好温度，以免出现烫伤等问题。

（2）疤痕灸

疤痕灸也叫化脓灸，一般用绿豆或麦粒大小的小艾炷进行施灸。施灸时先将穴位涂上少量的大蒜汁，以增加黏附和刺激作用，然后将大小适宜的艾炷放在穴位上，用火点燃艾炷，直到这个艾炷燃尽再换下一个艾炷。用这种方法施灸会有一定的疼痛感，这时我们可用手拍施灸的穴位，可以减轻疼痛。按照规定的壮数灸完后，可将药用胶布贴在伤口面上。一般情况下，灸完1周左右，施灸的部位就会开始化脓，即形成灸疮。5~6周后灸疮就会痊愈，结痂脱落，留下瘢痕。

疤痕灸最适合治疗哮喘、肺结核、瘰疬等慢性疾病，对高血压、中风也有非常好的预防作用。

一般来说，身体衰弱、年老者、小儿、糖尿病、皮肤病患者不宜进行疤痕灸；面部、关节部穴位、心脏附近以及阴部不宜进行疤痕灸。

间接灸

间接灸，也叫隔物灸或间隔灸。在施灸前，用生姜片、蒜片或者盐等物垫在穴位皮肤上，再把艾炷放在上面进行艾灸。隔物灸的热力和直接灸相比要温和得多，很多人都喜欢用这种方法进行艾灸，不管是大人、小孩都可以用这种方法。

间接灸根据垫物和适应证的不同可以分为很多种，操作方法大多相似，大家可以举一反三，灵活应用。下面介绍3种比较常用的间接灸。

（1）隔姜灸

先把姜片切成2~3毫米厚的薄片，然后用针在上面扎一些排列均匀的小孔，这样方便热力向下渗透；然后把姜片放在需要施灸的穴位上，再把艾炷放在姜片上，点燃艾炷，当我们感觉皮肤发烫有灼

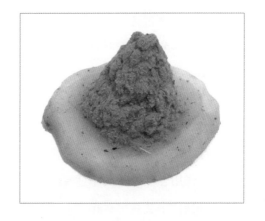

热感时，可以把姜片拿起来，片刻后再放上，反复几次，直到艾炷燃尽，再换下一个。如果感觉热度过高，可以把姜片切得稍厚一些。

这种方法对于治疗虚寒型肠胃疾病颇为适宜，如消化不良、腹痛、腹泻等。此外，对感冒、风寒痹痛、痛经等病症也有很好的疗效。

隔姜灸多选用新鲜的姜，一般现切现用；如果是面部使

用，姜片可以切得厚一些；如果是急性或疼痛性病证，可以切得薄一些。每次灸完以后要用毛巾擦干上面的汗液，并且避免吹风。

（2）隔蒜灸

把剥好的大蒜（最好选用新鲜独头的紫皮大蒜）切成片，用针在上面扎几个小孔，然后把艾炷放在蒜片上面，具体方法和隔姜灸一样。也可以把大蒜去皮捣成泥，然后把蒜泥敷在穴位上，上面再放艾炷进行艾灸，以灸至皮肤泛红为宜。

这种方法对早期肺结核、未化脓的疖肿以及腹中积块、虫蝎咬伤等有很好的疗效。

因为大蒜对皮肤有刺激作用，所以有皮肤过敏的人使用时一定要谨慎；这种方法不适用于头面部，因为可能会留有灸痕，影响容貌。

（3）隔盐灸

先取纯净的食盐，如果有大粒要先研成细末，然后填到肚脐窝里，填平为止，把艾炷放在上面，然后点燃艾炷，如果感觉灼痛就换下一个。有的人怕盐受热烫伤皮肤，这时可以在上面放上姜片再进行艾灸。有的人肚脐是向上鼓起的，这时可以用面粉和成条状，围在肚脐周围，再往里面加入盐进行艾灸。

这种方法最适合治疗急性腹痛、吐泻、痢疾、中风脱证等。

在用这种方法进行艾灸时一定要保持呼吸均匀，不要乱动，尤其是小孩子更要注意；一旦被盐烫伤，要进行消毒，避免感染。

艾条灸——长艾条，功效强

顾名思义，艾条灸就是用艾条进行施灸的方法。艾条灸比较常见的有悬起灸和实按灸两种。

悬起灸

悬起灸就是将点燃的艾条悬放在穴位上方进行施灸的方法，主要适用于病位较浅、病灶局限的风寒湿痹、神经性麻痹以及小儿疾患等。这种方法一般不会烧伤皮肤，是比较安全的。悬起灸比较常见的有温和灸、回旋灸、雀啄灸等。

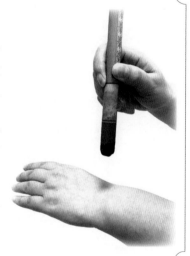

（1）温和灸

温和灸的操作非常简单，就是把点燃的艾条和穴位保持一定的距离，大约在2厘米左右，以感觉温热而没有灼痛感为宜，一般灸到皮肤出现红晕就可以了。温和灸的热力非常温和，对身体的刺激作用小，是人们最愿意接受的一种方法。

这种方法属于艾条灸的补法，最适合慢性病和虚证。

（2）雀啄灸

所谓雀啄灸就是在进行艾灸时动作像麻雀啄食一样，把艾条燃烧的一端对准穴位，一起一落进行施灸。这种方法的温热刺激相对温和灸来说还是比较强烈的，注意艾条下降时不要烧伤皮肤。

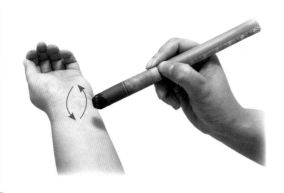

这种方法属于艾条灸里的泻法，最适于急性病和实证。

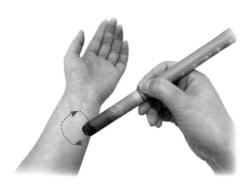

（3）回旋灸

回旋灸就是在穴位上方用点燃的艾条做回旋动作或左右平行移动，这时穴位就是一个中心点。这种方法可以给穴位处以较大范围的温热刺激。

这种方法最适合筋脉痹阻、风湿痹痛等症。

实按灸

实按灸是把药艾条点燃后，乘热按到穴位处或患处，使热力透达深部的施灸方法。操作时先在穴位上铺上10层绵纸或5～7层棉布，再将点燃的药艾条隔着纸或者布，紧按在上面，稍微停留1～2秒就可以了。这时艾条可能会熄灭，再重新点燃，一般反复10次左右就可以了。

这种方法最适合病位较深的风寒湿痹、痿证和虚寒证。

最省事的艾灸盒灸法

当我们在使用艾炷或艾条就行艾灸时，在操作上有时会比较麻烦。比如，当进行隔姜灸或隔蒜灸时，为了保持热度，需要不断地更换艾炷；当用艾条进行艾灸时，需要一直拿着艾条才能进行施灸，有够不到的穴位还需要别人帮忙。为了让艾灸变得更方便，艾灸盒应运而生。

艾灸盒的使用非常简单，就将艾条或者艾柱点燃，放入艾灸盒中，再将艾灸盒放在穴位或病患处，进行熨灸。

艾灸盒种类多样，有竹制艾灸盒、木制艾灸盒、铁制艾灸盒、随身灸、火龙罐以及一些陶瓷灸器等，我们平时用的比较多是竹制艾灸盒和随身灸等。

一般竹制或木制的艾灸盒是配合长的艾条使用，可以把艾条点燃之后插入盒内。千万不要把艾条点燃的一端放在外面，这是不对的，应该把燃烧端插到里面，这样艾火可以直接熏到皮肤表层，透入穴位。我们不用担心艾条会熄灭，艾灸盒的特殊设计会让艾条充分燃烧。如果不用了，我们就可以把艾条插入配套的针筒中，里面没有空气，艾条就会熄灭了，一点儿也不浪费。

其实现在市场上的艾灸盒五花八门、各种各样，但其原理都是一样的，无非有的艾灸盒操作起来更方便、更简单，大家可以根据自己的情况自行选择。

有的人用艾灸盒时感觉火力不大，其实每个艾灸盒上面都有可以调节的风口。当感觉艾条的火力小时，可以把风口开大一点儿；当感觉艾条的火力大时，可以把风口开小一些，让艾条燃烧不那么剧烈。

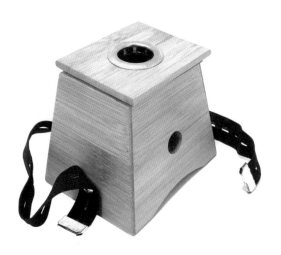

随身灸是一种小圆罐，里面可以放入点燃的艾柱，然后拧上盖子，盖和底都有透气孔，然后再套上布套，固定在某个穴位上就可以了。随身灸的盒子多是用金属制成，被灸部位的热感通常是艾火燃烧一段时候后，使金属盒发热，才传到皮肤。

从单次艾灸的效果上来讲，用艾灸盒灸的强度相对较小，需要我们有足够的耐心，投入更长时间，才能收到良效。

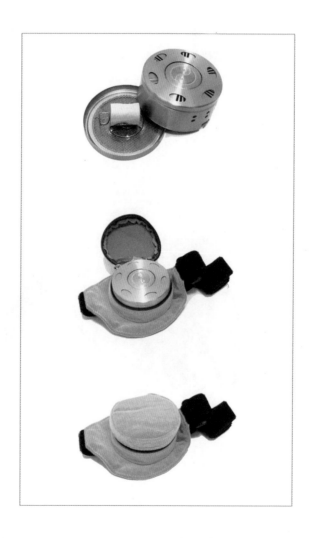

施灸时的补与泻

补与泻是中医治病的两个重要方法。"补"是补虚，也就是说虚证可以通过补法来治；而"泻"是泻实，即实证可以用泻法来治。

如何理解中医里的虚和实呢？简单地说，"虚"是正气不足，有虚弱的意思；而"实"则是邪气偏盛，比如寒邪、热邪。中医的基本治疗原则是调整阴阳，使之平衡。补虚就是要把低下的功能恢复旺盛，泻实就是要把偏盛的邪气祛除。通过补虚和泻实，把人体调整到一个平衡的状态，即健康状态。

以往人们认为针灸疗法中，针为泻，灸为补，其实这种认识并不全面，因为艾灸本身也分补和泻，而且灸治效果的好坏与补泻的正确运用有很大关系。

根据火力的大小实现补泻

我们祖先对于灸的补泻早有认识。如《灵枢经·背腧》中记载："气盛则泻之，虚则补之，以火补者，勿吹其火，须自灭也；以火泻者，疾吹其火，传其艾，须其火灭也。"也就是说，气盛的人要用泻法，气虚的人要用补法。凡火力由小到大，待其慢慢燃尽的就是补，这种方法灸治时间较长，灸壮数较多，有温阳补虚的作用。点燃艾灸后，速吹旺其火，火力比较猛，快燃快灭，使患者感觉有些烫的，是泻法，这种方法灸治时间较短，壮数较少，有散发体内邪气的作用。

根据操作手法的不同实现补泻

从艾灸施术本身来说，我们前面介绍的温和灸、回旋灸等属于补法，可以促进人体生理功能，解除过度抑制，引起正常兴奋作用。而直接灸、雀啄灸等多属于泻法，这些刺激性较强的方法可以产生强烈的温热刺激，使邪气得泻。

一般来说，隔物灸主要看所用药物属性偏重于哪方面，来区分它是补还是泻。如果用的药物是甘遂，因甘遂性寒，可以泻水逐饮，所以就是泻；如果用的是生姜或附子，因生姜或附子性热，可以温阳补虚，所以就是补。

根据不同的穴位实现补泻

不同的穴位灸治也常能收到不同的补泻治疗效果。比如，气海穴是补气穴，对于气虚患者可于气海穴处行灸补法，可补益身体，效果倍增；而肺俞穴是解表散寒穴，对于风寒表证的人可在肺俞穴处施直接灸或温和灸，可达到疏风解表、宣肺散寒的作用。

关于补泻的内容还有很多，这里只是介绍了最基本的内容，在后边的艾灸应用中还会有更详细的说明。

把握好施灸的量

我们在进行艾灸时，施灸的灸量会直接影响疗效。我在生活中经常会遇到这样一些用艾条养生的朋友，他们总是四处抱怨，抱怨艾灸效果不好。后来，我发现他们大多数人是因为没有把握好灸量所致。

古时候没有"灸量"这个说法，但那时候有"灸之生熟"的说法。《备急千金要方》里指出："头面目咽，灸之最欲生、少；手臂四肢，灸之欲须小熟，亦不宜多；胸背腹灸之尤宜大熟；其腰脊欲须少生。"在这里所说的"生"就是少灸的意思，"熟"就是多灸的意思。

少灸或多灸是根据患者体质、年龄、施灸部位、所患病情等多方面决定的，因此施灸的量是一个有讲究的问题。

那么究竟如何把握施灸的量呢？我总结了以下几点：

一般来说，小孩子、青少年灸量要小，中老年灸量宜大；病轻的人灸量宜小，病重的人灸量宜大；体质好的人每次灸量可大，但累计疗程要短；体质虚弱的人每次灸量可小，但整个疗程要长；所取穴位皮肉浅薄的（如头面、四肢等）宜以小灸量；皮肉厚实的（如腰腹、臀部等）宜以大灸量。

我们又如何控制灸量的大小呢？影响艾灸灸量大小的因素包括灸火大小、艾灸的壮数、施灸的时间长短、施灸的频率以及被施灸者的灸感。

灸火的大小取决于艾炷的大小，灸炷越大灸火越大，灸炷越小灸火越小；艾灸的壮数越多灸量自然就越大，艾灸的壮数越小灸量自然越小；艾灸的时间越长灸量就越大，艾灸的时间越短久量就越小；艾灸的次数越多灸量就越大，艾灸的次数越短灸量就越小；灸感就是对艾灸的感觉，有的人仅要求局部温热感，有的人则要求有烫灼感，可按被施灸者的反应而加以控制。

当然，要掌握好灸量不是一两天的事，需要长期的经验判断和总结，这样才能对灸量的掌握做到得心应手，对于艾灸的应用才会变得越来越娴熟。

施灸时要注意的事

尽管艾灸有千般好处，但艾灸并不是随便使用的。有的人不管哪里都进行艾灸，结果皮肤薄的地方可能会被烫伤；有的人为了美容在脸上胡乱地艾灸，结果却影响了容貌。因此，在进行艾灸前，我们一定要对灸法的特点以及操作方法等有一个全面的了解，这样才能有的放矢。

注意施灸的时机和部位

当过于疲劳时不宜进行艾灸；吃得太多或饥饿时不宜进行艾灸；饮酒过多、情绪不稳定时不宜进行艾灸；出现高烧、昏迷时不宜进行艾灸。

敏感地带如乳头、阴部、睾丸等地方不能进行艾灸；皮肤比较薄的地方、筋肉结聚的地方、有大血管的地方、心脏附近、眼球附近也不要轻易艾灸。此外，婴幼儿的囟门、关节处不要进行直接灸。

注意室内温度和通风换气

在整个艾灸的过程中，要调节好室内的温度。因施灸时要暴露部分身体部位，在冬季我们要注意保暖，在夏天时我们要预防中暑。另外，艾灸时不可避免要产生艾烟，因此还要做好通风换气工作。

注意体位和穴位的准确性

因为艾灸的时间一般比较长，所以体位的选择一方面要适合艾灸的需要，另一方面还要舒适、自然。选好体位后，我们还要根据处方找准穴位，以保证艾灸疗效。

注意施灸顺序和灸量

如果我们所灸的穴位比较多而且分散，这时一般按着先上后下，先背部后胸腹，先头身后四肢的顺序进行。我们刚开始艾灸时一定要用小灸量，然后逐渐增加到大灸量，不要一下子就用大灸量，有的人可能受不了，要循序渐进地灸。

注意避免烫伤

对于皮肤感觉迟钝的人或小孩子来说，他们对温度的感觉能力要弱一些，在为他们艾灸时，我们可以把食指和中指放在施灸的皮肤上，以感知灸火的大小，这样可以有效防止烫伤。

注意安全用火

很多人在艾灸之后没有及时熄灭艾火，或者自以为已经熄灭结果却又复燃。最佳熄灭灸火的方法是隔绝空气，而不是用水。用水的方法可能会因为熄灭不彻底而导致艾火复燃，另外也不利于艾条的再次使用。

如果家里没有专门的艾条灭火装置，我们可以找一个比艾条稍大一点的瓶子，然后把燃着的艾条放进去，盖上盖子，阻断空气，艾条很快就会熄灭了。

如何处理灸后反应

很多人在进行艾灸后身体会出现一些反应，有的人会感觉头晕、恶心、全身无力，有的人还会上火，感觉口干舌燥，也有的人皮肤会起泡，出现红疹等。有的人就会来问我这些情况正常吗？如何处理呢？

事实上，人与人之间的体质不同，在进行艾灸时就会出现不同的灸后反应，这些灸后反应其实是正常的良性反应，我们不必大惊小怪。出现这些反应后最重要的是如何处理。

红晕和灸痕是最常见的灸后反应。像这种情况，一般不做处理，几小时后就没了。如果灸后出现小水泡，这时我们也不用管它，让其自然吸收就可以了。如果水泡比较大，可用消毒的毫针刺破水泡，放出里面的液体，再涂上消毒药水，用纱布包好就可以了。

灸疮是化脓灸后最明显的反应，而化脓灸只有产生灸疮才会出现神奇的治疗效果。有的人觉得化脓灸太疼了，怕产生不良后果，不敢尝试，其实只要我们灸后合理用药、认真护理，是不会产生不良反应的。在灸疮化脓期间，一定要保持局部的清洁，可用敷料保护好灸疮，防止感染，让其自行愈合。如果有脓液渗出，可用消炎药膏涂敷。

过敏是一种比较常见的灸后反应。其中过敏性皮疹最为常见，这时穴位的周围会出现小红疹，或全身性风团样丘疹，全身发热，特别痒，严重的还会感觉胸闷、呼吸困难、脸色苍白等。一般症状轻的人停止艾灸后，过几天就会好了。如果还伴有发烧、烦躁不安等症状，就需要及时就医。

上火也是一种比较常见的灸后反应。这时主要表现为口干舌燥，特别想喝水，这时只要多喝一些白开水就会慢慢缓解。有的人上火还会出现咽喉肿痛、牙痛等症状，这时也要多喝水或者煮一点绿豆粥来喝，严重的可以停灸，等这些症状过去后，再进行艾灸。

晕灸是一个并不常见的灸后反应，症状轻的可能会出现头晕、眼花、恶心、面色苍白、心慌、汗出等，严重的会丧失意识、发生晕倒。一般体质比较弱、精神过于紧张、过于饥饿或有过敏体质的人最容易出现这种情况。如果出现这种情况，症状轻的，只要停止艾灸，保持空气流通，静卧一会儿就会好转。如果还感觉不舒服，可以给患者喝一杯温热的开水。如果患者晕倒，需要及时送医院处理。

如果把艾比作一种武器，

那么经络穴位就好比是靶子，

只有用艾打准靶才能有效防治疾病。

因此，要用好艾灸，

除了掌握必要的艾灸方法，

还要明白人体的经络和穴位。

现在，我们将开始新的课程，

一起来学习必备的经络穴位吧。

进阶篇

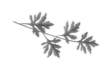

必须了解的经络和穴位

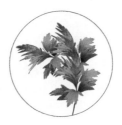

第4课
经穴是艾灸起效的关键

经穴激活自愈力

什么是自愈力？自愈力是我们机体的自我调节能力。我们的身体本有大药，每个人都有这种自身调控的能力。举个例子，我们平时不小心划伤了手指，这时会出血，可过一会儿血就自己止住了，然后过几天伤口就会完好如初。为什么会这样呢？这是因为血液里的血小板是天然的止血药。

正是因为人体有自愈的能力，所以我们的身体才会不断地被修复、不断地成长。当有一天我们的自愈力下降了，就会出现亚健康、出现疾病或衰老。我们要想修复机体、恢复健康、延缓衰老，就要激活我们的自愈力。

激活自愈力有很多种方法，经络和穴位就是最常用的开发自愈潜能的方法。俗话说"求医不如求己"，当我们掌握了这些方法，我们就可以增强自愈力，以减少疾病的发生，甚至从源头上祛除疾病，达到治病固本的目的。

我们再来看看什么是经络？经络是运行气血、联系五脏六腑和体表及全身各部的通道，是人体功能的调控系统。《黄帝内经》中说："经络者，所以能决死生，处百病，调虚实，不可不通。"

十二经脉是经络系统的主体，内与脏腑相连接，外与体表相沟通。十二经脉具体包括手太阴肺经、手厥阴心包经、手少阴心经、手阳明大肠经、手少阳三焦经、手太阳小肠经、足阳明胃经、足少阳胆经、足太阳膀胱经、足太阴脾经、足厥阴肝经、足少阴肾经。

除了十二经脉，还有八条重要的经脉，即奇经八脉，分别为督脉、任脉、冲脉、带脉、阴维脉、阳维脉、阴蹻脉、阳蹻脉，它们主要起着调节十二经脉阴阳气血的作用。

"经络"，除了经脉外，还有络脉。如果我们把经络比作是一条大河的话，那么经脉就是这条大河的主干，络脉就是分支、是小河流。其中流动的河水就是维持我们生命运转的气血。一旦主干和支流堵塞，河水就不能正常流动；一旦我们的经络阻塞了，气血就不能正常流动，我们的身体自然就会生病。

当我们的身体将要生病或者刚刚生病，还没有引起我们注意时，这时刺激经络上相应的穴位（比如通过艾灸、按摩、刮痧等），就可以治疗相应的疾病，正所谓"治外而调里"。

掌握正确的取穴方法

穴位就是灸点，是进行艾灸的刺激点，只有找准了穴位才能进行有效的艾灸，正如孙思邈在《备急千金要方》所言："灸时孔穴不正，无益于事，徒破好肉耳。"平时常用的取穴方法有手指同身寸法、骨度分寸法和自然标志取穴法。

手指同身寸法

什么是手指同身寸法？比如，如果你要进行艾灸，那么就用你自己的手指作为标准量取穴位。注意，一定是你自己的手指，而不是别人的手指，不是帮你艾灸人的手指，因为只有你自己手指的长度、宽度才会与你自身各部位之间存在一定的比例关系。因此，这里所说的"寸"与我们平时说的"寸"是不一样的，这里的"同身寸"只能用在自己身上，不能用在别人身上。手指同身寸主要有下面3种。

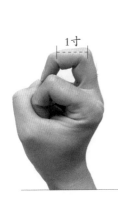

中指同身寸：
把中指屈曲，靠近大拇指这一侧两端纹头之间的距离是1寸；

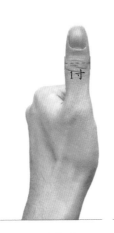

拇指同身寸：
大拇指的指间关节的宽度是1寸；

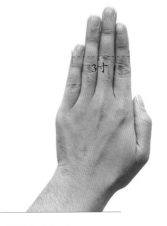

横指同身寸：
把食指、中指、无名指、小指并拢，它们的第二关节的宽度是3寸。

用手指同身寸来量取穴位非常方便，但这种方法只适用于四肢部取穴的直寸和背部取穴的横寸，不能用指寸倍量全身，否则容易失准。

骨度分寸法

现代采用的骨度分寸法是在《灵枢经·骨度》的基础上，结合历代医家的经验而成。它主要是以骨节为标志，将两骨节之间的长度折算为一定的分寸。下面是常用的骨度分寸表。

部位	起止点	分寸	量法	用途
头颈部	前发际正中至后发际正中	12寸	直寸	确定头部经穴的纵向距离
	眉心（印堂）至前发际正中	3寸	直寸	
	第7颈椎棘突下至后发际正中	3寸	直寸	确定前或后发际及其头部经穴的纵向距离
	前额两发角之间	9寸	横寸	确定头前部经穴的横向距离
胸腹部	两乳头之间	8寸	横寸	确定胸腹经穴的横向距离
	胸骨体下缘至脐中	8寸	直寸	确定上腹部经穴的纵向距离
	脐中至耻骨联合上缘	5寸	直寸	确定下腹部经穴的纵向距离
背腰部	肩胛骨内缘至后正中线	3寸	横寸	确定背腰部经穴的横向距离
	肩峰缘至后正中线	8寸	横寸	确定肩背部经穴的横向距离
上肢部	腋前、后纹头到肘横纹（平肘尖）	9寸	直寸	确定上臂部经穴的纵向距离
	肘横纹至腕掌（背）侧横纹	12寸	直寸	确定前臂部经穴的纵向距离
下肢部	股骨大转子至腘横纹	19寸	直寸	确定下肢外后侧足三阳经穴的纵向距离
	腘横纹至外踝尖	16寸	直寸	确定下肢外后侧足三阳经穴的纵向距离
	耻骨联合上缘至股骨内上髁上缘	18寸	直寸	确定下肢内侧足三阴经穴的纵向距离
	胫骨内侧髁下缘至内踝尖	13寸	直寸	

表头：常用骨度分寸表

自然标志取穴法

自然标志取穴法，主要是根据人体表面的明显特征作为标志来取穴。常见的有固定标志法和活动标志法。

固定标志法：以我们身体表面固定不变又有明显特征的部位来取穴。比如，我们常用的神阙穴、气海穴、关元穴，是以肚脐为标志的；在两个乳头中间我们可以找到膻中穴。

活动标志法：根据我们身体局部活动后出现的隆起、凹陷、孔隙、皱纹等来取穴。比如，我们要找后溪穴，只需握拳，在第5指掌关节，掌横纹头处即是。

这里我再教大家一个方法，就是找阿是穴。"阿是"最早出于吴语，是"是不是"的意思。阿是穴既没有一定的名称，也没有固定的部位，它是以痛点为穴，哪里痛就灸哪里，找到痛点就可以进行艾灸。

禁灸穴位知多少

古人对针灸的禁忌穴位有很多，比如《针灸甲乙经》中就提到了禁灸的穴位有头维、承光、脑户、哑门、下关、耳门、人迎、丝竹空、白环俞、乳中、石门、气冲、渊腋、经渠、鸠尾、阴市、（膝）阳关、天府、伏兔、地五会、瘛脉等。

到清代，一些医家总结出的禁灸穴达到了47个，这些穴位分别是哑门、风府、天柱、承光、头临泣、头维、丝竹空、攒竹、睛明、素髎、口禾髎、迎香、颧髎、下关、人迎、天牖、天府、周荣、渊腋、乳中、鸠尾、腹哀、肩贞、阳池、中冲、少商、鱼际、经渠、地五会、阳关、脊中、隐白、漏谷、阴陵泉、条口、犊鼻、阴市、伏兔、髀关、申脉、委中、殷门、承扶、白环俞、心俞、脑户、耳门。

这些穴位大多分布在我们的头面、重要脏器以及体表大血管附近。我想古人认为这些穴位之所以被禁忌，大多与它们分布的位置有关，因为古人所用多为直接灸。比如，对头面穴位进行直接灸肯定会影响美观，在重要脏器和大血管附近直接灸则可能伤及脏腑气血。

到了现代，随着艾灸的发展以及人们对人体的进一步认识，古人认为的禁灸穴位大都可以用艾条进行温和灸，一般不会对人体造成损害。

第5课
受益终身的12个艾灸保健穴

百会穴——一穴灸开，百病全无

百会穴位于头顶部，是头部阳气会聚的地方。在这里，"会"就是聚会，"百"就是很多的意思，指很多经脉都聚在这里。百会穴位于头顶的正中央，督脉、足太阳膀胱经、手少阳三焦经、足少阳胆经、足厥阴肝经这5条经脉都汇合于此，是人体经络气血运行的要道，也是头部保健、调理全身的大穴。

艾灸百会穴，可以醒脑开窍、升阳固脱、益气固本、调节五脏六腑经气，畅达全身气机。现代医学研究认为，艾灸百会穴能增强我们的免疫功能，增加大脑血流量，改善脑部血液循环。可以说，百会穴是益气壮阳的首选穴，对于一切虚症都有效。不管你是头痛、鼻塞、头重脚轻、痔疮，还是高血压、低血压、宿醉、失眠、焦躁等，艾灸百会穴都有效。

百会穴怎么找？非常好找，我们只要将两手的大拇指头放入两侧的耳眼里，然后用两手的中指朝头顶伸直，环抱头顶，两手指按住头部，指尖相触的地方就是百会穴。这时我们如果用手指压一下，会有轻微的痛感。

现代人工作紧、任务重、压力大，睡不着觉是常有的现象，这时你可以艾灸百会穴。有一次，一位朋友找到我说他最近失眠严重，让我帮着想想办法。我这位朋友是公司的高管，负责着公司的人事工作，工作压力特别大，经常是早出晚归，让家人也颇有微词，但是工作需要他，他又不得不面对公司这些大大小小的问题。

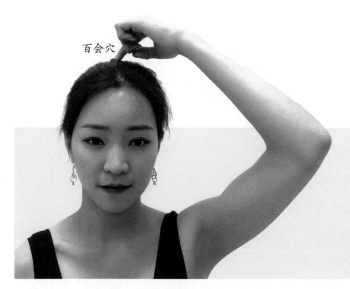

百会穴

◎艾灸百会穴，可以在家人的辅助下用艾条进行温和灸，也可以用艾灸盒进行随身灸。

看到他一脸疲惫的样子，我劝他："把工作先放一放吧，否则你真会累坏的。""唉，哪放得了啊，您也知道，人事这块就我一个主管，我不管谁管啊！"他无奈地诉苦。我告诉他："你这种失眠情况就是因为操心太多了，我现在能治得了你的失眠，但是如果你不停下来，放慢脚步，再好的药也治不了你的失眠。"

最后，我让他回去自己艾灸百会穴，方法也非常简单，就是去药店买几盒艾条，让家人帮忙，把艾条的一端点燃，离百会穴2～3厘米，施回旋灸，以温热为宜，每次灸20分钟左右，最好在每天晚上临睡前施灸1次，灸3个月。我这位朋友按着我说的，把工作尽量放一放，然后每天用艾条灸1次，3个月后睡眠恢复正常。

有的人觉得这种方法一个人不能操作，还要请人帮忙，多少有些麻烦，不利于天天坚持，我们可以换用艾灸盒进行，或者采用隔姜灸。每次灸20～30分钟左右，一般3个月左右便能改善失眠问题。

平时上班感觉特别累、身体没劲儿的人也可以用这个方法进行艾灸，这种方法补气的效果特别好。当你感到疲劳的时候，艾灸百会穴10分钟左右，身体就会感觉特别轻松。

那些爱喝酒的人最能体会到宿醉的滋味，头痛、头晕、恶心等症状让人难受得不行，这时点燃艾条，拨开头发，直接灸几分钟就会感觉舒服多了。

女性朋友到了中年大多都会有更年期综合征，出现一系列程度不同的症状，如月经变化、面色潮红、心悸、失眠、情绪不稳定等，这主要是女性朋友在绝经前后肾气渐弱，天癸渐竭，生殖能力降低或消失，由于素体差异及生活环境影响，不能适应这种生理变化，使阴阳失去平衡，脏腑气血不相协调而致。这时女性朋友每天可以用隔姜灸的方法艾灸百会穴，每次灸10分钟左右，天天坚持，效果也不错。

百会穴就像一个全能的穴位，"一穴灸开，百病全无"，也是一个易于操作的穴位，唯一需要我们做的是"每天坚持、坚持、再坚持"，只有这样才能取得真正的效果。

大椎穴——清热解表，振奋阳气

大椎穴是督脉上一个非常重要的穴位，而督脉对全身阳经脉气有统率、督促的作用，有"阳脉之海"的说法，因此大椎穴可以看作是"阳中之阳"。《针灸甲乙经》中这样说："大椎，三阳、督脉之会。"意思是说，大椎穴是督脉与手部三阳经的交会穴，所以这里的阳气特别足。我们只要给大椎穴适当的刺激，就可以振奋阳气，预防疾病。

怎么样找到大椎穴呢？取穴的时候，低下头，手指顺着脖子后面往下摸，一直摸到脖子下面一块突出的骨头，在它的下面有个小凹陷，那就是大椎穴。

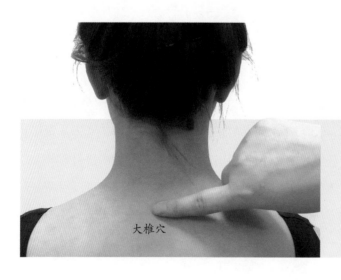

大椎穴

◎大椎穴在第7颈椎棘突下方凹陷中。

应用大椎穴最常见的方法是针刺放血。有的人患了风热感冒，这时中医就会用三棱针在大椎穴上放几滴血，隔一天再放1次，一般感冒就会好多了。这是应用了大椎穴清热解表的作用，针刺放血可以泻热，一般感冒发烧都可以通过这个穴来调理。

也有的人用针刺大椎穴的方法来治痤疮，当然一定是内热引起的痤疮才有效。操作起来也非常简单，就是把大椎穴处的皮肤捏着提起来，用三棱针迅速点刺（1～2针就可以），然后挤压出几滴血就可以了。

现代人得颈椎病比较多，如果是刚开始颈部肌肉有些僵硬，拍片阳性也不明显，这样的人可以对大椎穴进行放血，有一定的效果。但是如果有上肢麻木症状，就不宜用这个方法。

其实除了针刺外，艾灸大椎穴也有非常好的保健作用。艾灸大椎穴，对用脑过度引起的疲劳、头胀、头晕，伏案或低头过度引起的颈椎不适，血管紧张性头痛、后背冰冷等非常有效。现代研究发现，艾灸大椎穴可增加淋巴细胞的数量，可有效提高机体细胞的免疫功能。

有的人晚上加班时总感觉后颈发凉，这是因为颈椎受寒所致，这时可以对大椎穴进行艾灸。我们说大椎穴是阳气很足的穴位，对其进行艾灸可以行气活血、温阳散寒。对大椎穴进行艾灸，可以用温和灸。

艾灸时，把点燃的艾灸对准穴位，距穴位皮肤2～3厘米，以感觉温热、舒适为度。每天温和灸1～2次，每次灸半小时左右，10天为1个疗程。一般用1～2个疗程后就感觉颈椎舒服多了。

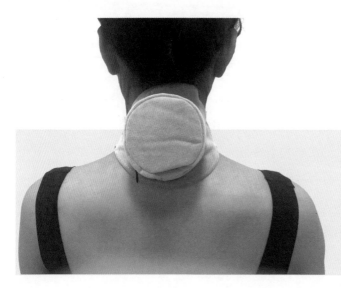

◎用艾灸罐进行随身灸更为方便。

经常爱感冒的人可以常灸大椎穴，可以用艾条灸，也可以用艾灸盒、随身灸施灸。如果身材较胖，可以用双孔的艾灸盒施灸，点燃后往里面放入两根艾条；如果比较瘦，使用单孔的就行了，每次艾灸10～20分钟。

中脘穴——温胃散寒，理气止痛

中脘穴是足阳明胃经的募穴。什么是募穴？它是脏腑之气输注于胸腹部的特定穴位，这个地方最能反映脏腑功能的盛衰，所以可以用来诊治相应脏腑的疾病。中脘穴是胃的募穴，所以一般的胃病都可以找这个穴来治。

经常艾灸中脘穴可以调理脾胃功能，促进营养物质的消化吸收，使人体的气血充盛，新陈代谢旺盛。中脘穴既是重要的治疗用穴，也是保健要穴，平时脾胃虚弱、不爱吃东西、胃寒的人可以常灸此穴。

这个穴位怎么找呢？中脘穴就在我们肚脐正上4寸的位置。当然，这里的"寸"指的是同身寸。我们可以用手指同身寸的方法找到这个穴位，以肚脐为标志，肚脐上方一个拇指加上四指的宽度处就是此穴。

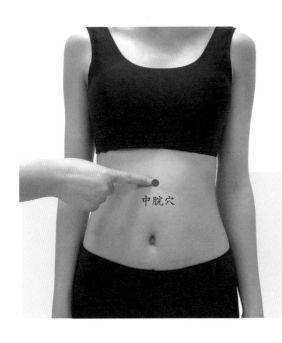

中脘穴

◎中脘穴的定位，除了手指同身寸，还有一个方法，就是找到肚脐与胸剑联合的中点，即是中脘穴。

艾灸中脘穴对于因胃寒引起的胃痛最有效果。生活中我们能遇到很多胃不好的人，特别是经常熬夜加班的上班族，不按时吃饭或吃了生冷食物，都容易导致胃寒，出现胃痛、不爱吃东西、恶心、泛酸等症状，尤其是天气转凉时胃痛就会变得更明显。像这种情况我在临床上多采用温胃散寒、理气止痛的方法进行治疗，而艾灸中脘穴就有散寒止痛的功效。

艾灸中脘穴可以采用温和灸、隔姜灸、艾灸盒灸等方法。

温和灸，就是将艾条一端点燃，距离穴位约3厘米，悬灸10～20分钟，以局部皮肤温热红晕，而不感到灼烧疼痛为度。

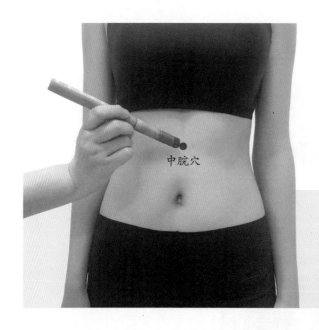

中脘穴

◎在施灸过程中，我们还可以做小幅度回旋灸，以缓解局部皮肤温度过高引起的不适。

用隔姜灸的效果也不错。把鲜姜切成约一元硬币大小的薄片，中间用针刺几个小孔，置于中脘穴处，取青豆大小的艾炷放在姜片上。当艾炷燃尽，再换另一艾炷施灸。每次灸5～7壮，以使皮肤红润而不起泡为宜。

用艾灸盒灸就更简单了，先把一端点燃的艾条插进艾灸盒里，再将艾灸盒固定在中脘穴处，每次灸15～20分钟，感觉胃有一种温热感就可以了。

肾俞穴——益肾温阳，填精补髓

　　肾俞穴是足太阳膀胱经上的保健要穴。肾俞，"肾"是肾脏，"俞"有输送的意思。肾俞，意指肾脏的寒湿水气由此外输膀胱经。

　　肾主藏精，对人体的生长发育和生殖有重要的作用，是人体阴阳的根本。因此，经常刺激肾俞穴，可补肾益精，防治肾虚所致的遗精、阳痿、月经不调、带下、不孕、不育、腰膝酸软等症状。

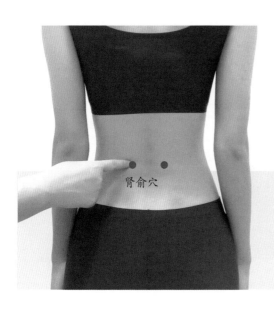

肾俞穴

◎肾俞穴很好找，它就在我们的腰部，腰部与肚脐眼正对的位置是第 2 腰椎，左右旁开1.5寸的地方就是肾俞穴。

　　很多中老年人一到了冬天腿脚开始变得不好使了，感觉腰膝酸软无力，手脚冰凉，晚上总是起夜。为什么会这样呢？这是因为肾喜暖怕冷，冬天寒冷的气候伤害了肾脏的阳气。肾主骨，对腰腿膝关节的运动有直接的调节能力。因此，冬天当肾的阳气受损时，就会出现腰膝酸软无力的情况。

女性朋友这时更要注意，多数女性朋友阳气偏弱，到了冬天更容易出现手脚冰凉、月经不调、闭经等问题。当肾中阳气不足，没有能力蒸腾水液，大量水液就会下注膀胱，这样自然就会出现尿频、尿急、夜尿增多等问题。

这时最好的办法就是艾灸，艾灸肾俞穴可以补肾益精、温阳散寒、强腰止痛。艾灸肾俞的方法有很多，比如温和灸、隔姜灸、艾灸盒灸等。

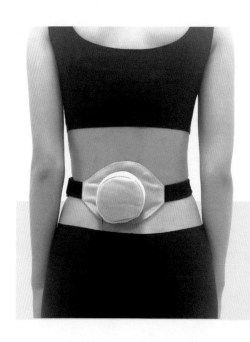

◎用艾灸罐进行随身灸，对于肾俞穴特别适用。

对于糖尿病朋友出现的尿多尿频、头晕目眩、腰膝酸软等症状，艾灸肾俞穴也是一个不错的方法。有这样一位有两年病龄的糖尿病朋友，出现了蛋白尿，这说明他的肾脏出现了一些问题，于是我对他的饮食和用药进行了调整。同时，我还叮嘱他每天坚持艾灸肾俞穴，以增加肾脏的血流量，改善肾功能。

我告诉他用艾条温和灸就可以，每次灸10～20分钟。每天灸1次，每个月灸20次。这种灸法有温补肾阳、畅达气血的功效。经过半年的坚持，这位患者肾脏的血流量增加了，肾脏的血液循环也改善了。

除了艾灸，我们平时还可以配合按摩。比如用手揉搓腰部两侧的肾俞穴，先把两手掌摩擦至热后，将掌心贴于肾俞穴，如此反复3～5分钟。也可用手指按揉肾俞穴，按揉至腰部微微发热，出现酸胀感为宜。或者用双手握空拳，边走边击打两侧肾俞穴，每次击打30～50次即可。

关元穴——守住丹田，留住真元

我们常在一些武侠小说里看到，有人受伤后会气运丹田来治病，其实这个丹田指的是下丹田，就是我们所说的关元穴所在的位置。

我们的祖先在养生中特别看重丹田这个位置，认为它就是练就长生不老丹的不二之选。这就像种庄稼需要田地一样，这个位置就是种"丹"的田地。一说"丹"，朋友们一定会觉得挺神秘的，如果我们将"丹"理解成"元气"，就容易明白了。

关元，这里的"元"指的就是元气，是我们生命根本的原动力。随着人的年龄越来越大，人的元气就会不断被消耗。这时怎么办呢？这时就需要我们及时"关"上，平时我们多刺激关元穴，就有封藏一身元气的作用。

关元穴是任脉上一个非常重要的保健穴位，同时也是小肠的募穴和足三阴经的交会穴，所以对任脉、小肠和足三阴经都有一定的调理作用，具体来说，主要有通调冲任、培补元气、温阳补肾的作用。

要找到关元穴也很简单，肚脐直下量出四指宽（3寸）的距离，就是关元穴。

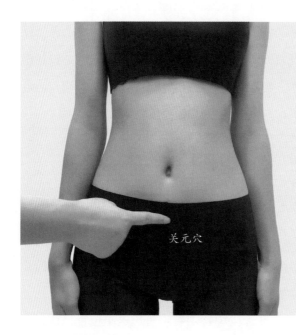

关元穴

◎肚脐至耻骨联合上缘是5寸，脐下3寸即耻骨联合上缘2寸，这是关元穴最标准的取法。

刺激关元穴最好的方法就是艾灸，尤其是中老年人、阳气虚衰、真元不足的人最好多灸此穴。需要注意的是，青壮年身体好的人或有内热的人要慎用，比如两眼干涩、面部烘热、口咽干燥、五心烦热、潮热盗汗以及便秘的人最好不要艾灸关元穴，否则容易使邪热内郁。

艾灸关元穴的方法有很多，可以直接灸、温和灸，也可以隔姜灸、艾灸盒灸。

一般为了保健养生，一年艾灸一两次关元穴就可以了，灸时最好选在春分、秋分的时候。《扁鹊心书》上说："每

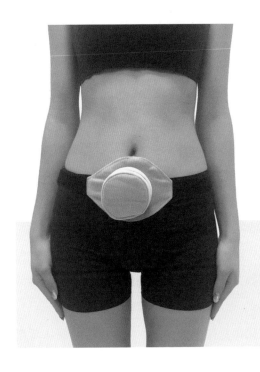

◎用艾灸罐进行随身灸，对于关元穴，特别适合。

夏秋之交，即灼关元千壮，久久不畏寒暑。人至三十，可三年一灸脐下三百壮；五十，可二年一灸脐下三百壮；六十，可一年一灸脐下三百壮，令人长生不老。"古时说的三百壮，是直接灸，如果受不了直接灸的疼痛，可以用隔姜灸或温和灸，只要长期坚持，效果也一样很好。

春夏秋冬四季转换之时正是人体保健的最佳时机，所以每年的春分、夏至、秋分、冬至，我们都可以灸一灸自己的关元穴，这是一种顺时养生的方法，可以扶助自己的正气，抵御外界的邪气。如果顺便灸灸肚脐下的气海穴（此穴位于肚脐与关元穴的中点），温阳补气的效果就更好了。

曲池穴——清热解表，通利关节

曲池穴是手阳明大肠经上的合穴。什么是合穴？"合"即汇合之意，经气充盛，由此深入，进而汇合于脏腑，恰似百川汇合入海，所以称为"合"。曲池穴是气血汇合的地方，而阳明经是多气多血的经脉，经脉气血就好像水流一样注入池中，因此曲池穴对全身的气血有很好的调节作用。

我们在找曲池穴时，可屈肘，在肘部会出现横纹，在肘横纹末端（靠臂外侧，即肱骨外上髁内缘）的凹陷处就是曲池穴。

曲池穴也是宋代马丹阳治杂病十二穴之一，是临床常用的健身保健穴之一。曲池穴的阳气很足，可以疏风解表，清热退烧，是治疗热病的主穴。《备急千金要方》中这样说："发热仗少冲、曲池之津。"我们在临床上经常用它来治疗感冒发热、咽喉肿痛、目赤肿痛、牙龈肿痛及热病。

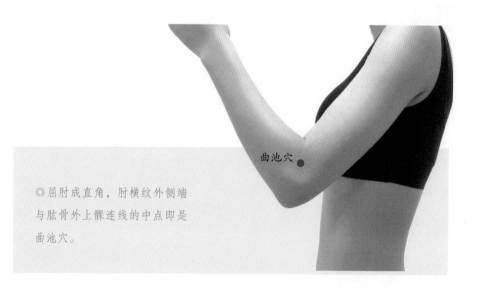

曲池穴

◎屈肘成直角，肘横纹外侧端与肱骨外上髁连线的中点即是曲池穴。

　　由于曲池穴是大肠经的合穴，而大肠与肺相表里，肺主皮毛，所以曲池穴可以宣通肺气，疏泄蕴于肌肤之邪，还能清泄阳明积热，达到疏风邪、清血热的作用。因此，我们也常用它来治疗痤疮、风疹、湿疹、疮疖、丹毒等皮肤疾病。我在临床上就常用曲池穴和合谷穴治疗由脾胃湿热引起的痤疮。

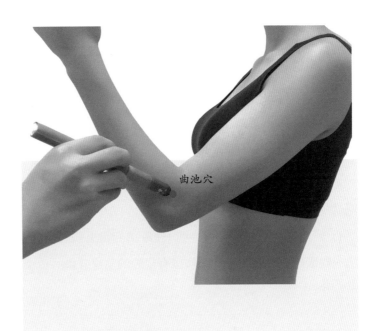

曲池穴

◎进行艾灸时以温和灸为宜，将艾条的一端点燃后，距离穴位皮肤2～3厘米进行熏灸，以局部有温热感而不灼痛为宜。每个穴位每次灸15～30分钟左右，灸至局部皮肤产生红晕为度。也可以用雀啄灸，每天1次或隔天1次，10次为1个疗程，一般3个疗程就会见效。

曲池穴位于肘关节附近，艾灸曲池穴可以温经散寒、舒筋活血，使手臂变得更加灵活，对于肩周炎、肘关节炎、网球肘等也有一定的防治作用。

我在临床上遇到过一位网球肘患者，这位患者平时爱打网球，可是最近总是感觉肘关节外侧酸困和轻微疼痛，尤其是肘关节向外上方活动时疼痛加重，手不能用力握东西，甚至提个水壶、拧个毛巾都感觉疼痛。我告诉他这是典型的网球肘症状，用艾灸就可以治疗。我让他用艾条直接做温和灸，点燃艾条，对曲池穴进行熏灸，每次灸15～20分钟。5天1个疗程，中间间隔1～2天。这位患者连做了两个疗程就基本痊愈了。

曲池穴也是治疗糖尿病不可或缺的穴位。直接灸曲池穴，对于糖尿病出现消谷善饥、形体消瘦、大便干结、齿燥口渴等中消症状非常有效。

此外，作为大肠经的合穴，刺激曲池穴还可以调节胃肠功能，防治腹泻、便秘等胃肠疾病。古人还认为曲池穴是"目灸"的名穴，艾灸曲池可以使眼睛变得更明亮，提高视力，对眼睑炎、结膜炎等眼病也有很好的治疗效果。

神门穴——清心安神，泻火凉营

神门穴是手少阴心经的原穴，中医有"五脏有疾当取十二原"之说，意思是说五脏生了病，应该用十二经脉的原穴来治，而神门穴就是心经的原穴，具有安定心神、泻心火的作用。

神门穴在腕横纹小指侧端的凹陷处。取穴时，我们可以将手掌朝上，手掌小鱼际上角有一个突起的圆骨，从圆骨的后缘向上用手按，能按到一条大筋，这条筋的桡侧缘与掌后横纹的交点就是神门穴。

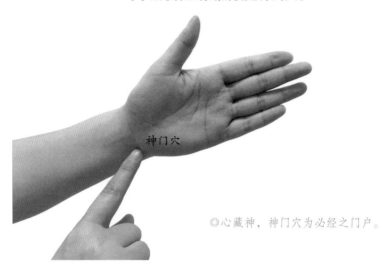

◎心藏神，神门穴为必经之门户。

艾灸神门穴对失眠有较好的效果。中医认为，人之所以失眠与我们身体的多个脏腑有关，比如心、肝、脾、肾等，但最主要的部位在心，与心神的安定与否有直接关系。因为心藏神，心神安，则能眠，心神不安，则不能眠。现代人大多数失眠多是因为想事太多，工作过累，损伤心脾而发病。心气受损，心血不足，心神失养，就不能很好地入睡。

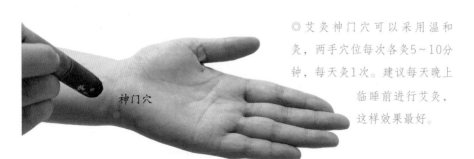

◎艾灸神门穴可以采用温和灸，两手穴位每次各灸5~10分钟，每天灸1次。建议每天晚上临睡前进行艾灸，这样效果最好。

神门穴除了治疗失眠外，对于冠心病、高血压、癫痫等都有很好的疗效。神门穴有调整阴阳的功效，所以艾灸神门穴对于阴虚阳亢型高血压有不错的效果。这种类型的高血压患者主要表现为眩晕、腰痛、耳鸣、头胀痛，容易发脾气，失眠多梦，眼睛发红，口苦。像这种情况，平时我们可以多用温和灸。

神门穴还能帮助我们调节情绪。当心情低落时，很容易产生悲观情绪，整个人也会变得沉默寡言，行动与反应变得迟钝，容易偏激、冲动，无法控制自己。这时你可以多用温和灸对神门穴进行艾灸，用不了多久你的心情就会变得愉悦起来。

足三里穴——健脾和胃，固本培元

足三里是胃经的合穴，合穴是五俞穴之一，是全身经脉流注会合的穴位。足三里是一个滋补强壮穴，同时也是多面手，有通调百病的作用，尤其是肠胃的问题。中医有句口诀说："肚腹三里留。"也就是说，凡是肚腹肠胃的问题都可找它来治。我在给人们讲解中医时，提到最多的就是足三里穴。

中医里有句话说得好："常拍足三里，胜吃老母鸡。"足三里怎么和老母鸡放在一起比喻呢？因为老母鸡补益身体的作用非常好，对于久病体虚的人颇为适宜。人们在与疾病不断做斗争的过程中，发现经常刺激足三里具有比吃鸡肉更好的效果，于是就有了这句养生保健的俗语。

这个穴位这么好，我们如何准确定位呢？坐在椅子上，当我们把腿屈曲时，可以看到在膝关节外侧有一个凹陷，这就是外膝眼，从外膝眼直下四横指，距胫骨前缘一横指（中指）处就是足三里。

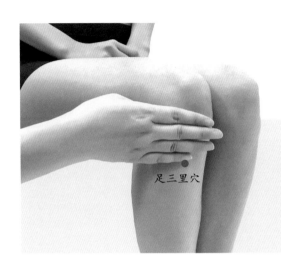

足三里穴

◎足三里穴在小腿外侧，其标准定位为犊鼻穴下3寸，犊鼻穴与解溪穴的连线上。

想要通过足三里来防病治病，最好的办法就是艾灸。艾灸对人体机能的调整具有整体性，通过艾灸足三里，可以很好地促进身体气血的运行，提高我们身体的免疫功能，从而发挥其防病强身、延年益寿的作用。《针灸神书》认为足三里可"治胃中寒，心腹胀满，胃气不足，腹痛食不化，此穴诸病皆治，及疗食气水气，蛊毒痃癖，四肢肿满，膝酸痛，目不明，五劳七伤，胸中瘀血，乳痈"。

艾灸足三里对不同人群也有不同的保健功效。比如，女性朋友如果经常艾灸足三里，可以让面色保持红润，常葆年轻容颜；男性朋友如果经常艾灸足三里，可以使筋骨变得强壮，精力更加充沛。尤其是过了30岁的男人，艾灸足三里尤为重要。我国唐代著名医学家王焘在他所著的《外台秘要》

中这样说："凡人年三十以上若不灸三里，令人气上眼暗，阳气逐渐衰弱，所以三里下气也。"也就是说，人过了30岁，尤其是男人，灸足三里可补气壮阳，不会出现气短、两眼昏花的问题。

如果是单纯的养生保健，我们多用温和灸，操作起来非常简单。操作时先将艾条的一端点燃，对准足三里，距离大约2～3厘米左右进行熏灸，局部有温热舒适感就可以了。一般每侧的足三里穴可以灸10～15分钟，直到皮肤稍呈红晕为宜，隔天施灸1次，一个月灸十余次左右就够了。中老年人可在每天临睡前半小时左右进行温和灸。

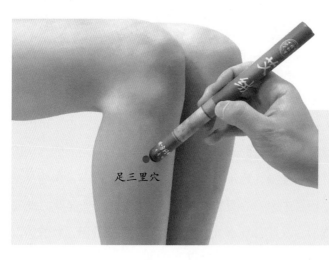

足三里穴

◎对于足三里穴，除用温和灸外，也常使用随身灸，更为方便实用。

很多上班族长时间坐在办公室内，难免感觉体乏肢酸，这时可在休息时间艾灸足三里穴，再辅以按摩涌泉穴。艾灸、按摩时以感觉酸胀为度，每次5～10分钟，就会感觉疲劳顿消，步履轻盈，可以收到立竿见影的功效。

阳陵泉穴——疏泄肝胆，清利湿热

阳陵泉穴是足少阳胆经上的重要穴道之一，它也是胆经的合穴，"合治内腑"，它可以调节和改善肝胆功能，促进胆汁排泄，有利于消化吸收，对肝胆方面的疾病有特别好的疗效。此外，它还是和胃制酸的特效穴，我经常用此穴治疗恶心、泛酸等症。

阳陵泉穴怎么找呢？非常简单，我们在取穴时，可采用正坐位，屈膝成90°，在膝关节外下方、腓骨小头前缘与下缘交叉处能摸到一个凹陷，这个地方就是阳陵泉穴。

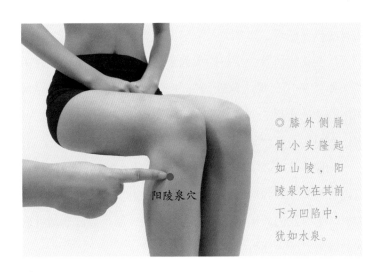

阳陵泉穴

◎膝外侧腓骨小头隆起如山陵，阳陵泉穴在其前下方凹陷中，犹如水泉。

阳陵泉穴和其他穴位配伍使用，治肝胆病效果更好。有一次我遇到这样一位中年女性朋友，她说自己这两天右腿的外侧和右侧的腰部特别疼，嘴里还发苦。我用手按了按她腰部右侧的京门穴，她说有痛感；又按了她右脚的丘墟穴，她疼得直叫。我判断这是胆经的问题。于是让她每天在右腿胆经原穴丘墟和合穴阳陵泉进行艾灸，每次温和灸10~15分钟，5天后她就感觉身体舒服多了。

丘墟穴在我们脚外踝的前下方，当趾长伸肌腱的外侧凹陷处。这个穴位是胆经原穴，所以胆经和胆囊的问题都可以找这个穴来治，它有疏利肝胆的作用。阳陵泉是胆经的合穴，胆囊的问题在阳陵泉上治，效果也非常好。两者合在一起使用，具有清泄肝胆、舒筋利节的作用。

阳陵泉同时又是筋的会穴，是筋气会聚的地方，所以阳陵泉穴也是治疗筋病（比如筋脉的牵引、拘挛、转筋、抽搐和关节的强直、弛缓、屈伸不利等）的主要穴位，特别是对治疗下肢筋病有很好的疗效。

每年冬天我都会接收很多腰疼的中老年人，中老年人容易受风寒侵袭，出现膝关节局部疼痛、麻木、肿胀，一遇到天气变化病情就会变得严重起来。这时我通常都会给他们艾灸阳陵泉穴，很快就能消除肿胀麻木问题。像这种情况用温和灸就可以，每次温和灸10~20分钟，每天或隔天灸1次，1个月为1个疗程，一般灸3个疗程就差不多了。

阳陵泉穴还有泻肝火的作用，为什么胆经上的穴位可以泻肝火呢？因为肝和胆是相表里的，肝气是通过胆经来排泄的。平时我们对阳陵泉穴进行温和灸，便可以起到疏肝利胆的效果，肝火便可顺利排出。

不仅如此，艾灸阳陵泉穴还可以缓解老年朋友普遍出现的气机不通、肝肾亏虚的问题，对于糖尿病多食善饥、形体消瘦等中消症状也非常有效。

三阴交穴——疏肝理气，调理冲任

三阴交穴是脾经上著名的大补穴，同时它也是足三阴经（即肝、脾、肾三经）的交会穴，艾灸这个穴位对肝、脾、肾都能起到调节作用。肾为先天之本，脾能统血，肝能藏血，还能调节气机，可见足三阴经对人体气血起到了非常重要的作用。因此，经常艾灸三阴交，能使人气血旺盛，自然百病不生。

三阴交穴怎么找呢？三阴交穴位于小腿内侧，找三阴交时，先找到脚内踝的最高点，然后向上量取四指宽，在胫骨内侧缘后方便是此穴。

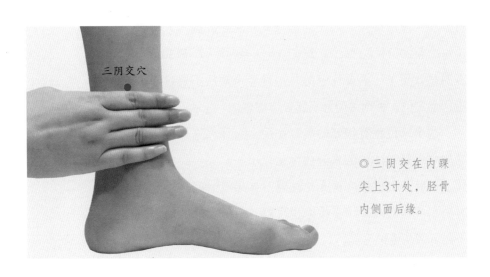

三阴交穴

◎三阴交在内踝尖上3寸处，胫骨内侧面后缘。

三阴交穴又叫"女三里"，正所谓"妇科三阴交"，也就是说，只要是妇科病，艾灸此穴都有一定的效果。经常艾灸此穴，可防治月经不调、痛经、白带多、崩漏、盆腔炎、腹痛、腹泻、消化不良、神经衰弱等症。可以说，三阴交是女性朋友最好的保健药。

很多有痛经的女性朋友来找我治疗，我都是通过艾灸三阴交帮她们止痛。我们知道，导致痛经的主要原因有两种：一种是气血虚弱或肝肾亏损所致，这种情况是虚症；另一种是肝气不畅，以致气滞血瘀，或过于吃寒凉食物，以致经血凝滞而致，这是实证。无论哪种情况导致的痛经，艾灸三阴交都有很好的调理效果。

三阴交穴

如何艾灸呢？我们可以对三阴交穴进行温和灸或回旋灸。这两种灸法都比较简单，将艾条点燃后，靠近穴位，进行温和灸或回旋灸，穴位局部感觉到温热舒服为宜，每个穴位每次灸20分钟左右，每天或隔一天灸1次，一般30天左右就有明显效果了。需要注意的是，月经来潮后不要过于强烈刺激这个穴位，否则可能会引起经血增多。

这个穴位也有很好的美容作用，为什么这样说呢？脾的功能之一是把体内的水湿浊毒运化出去。只要经常温和灸此穴，皮肤就会慢慢变得光洁细腻。如果没时间进行艾灸，平时坐车或休息时可用手按摩也可以。对于女性朋友来说，这个穴可谓是无价之宝。

太溪穴——补肾益阴，培补元阳

太溪穴是足少阴肾经的原穴，是肾脏元气居住的地方。《会元针灸学》指出："太溪者，山之谷通于溪，溪通于川。肾藏志而喜静，出太深之溪，以养其大志，故名太溪。"太溪就是肾经上最大的溪流，可以源源不停滋养人的肾脏之水，与肾的健康紧密相连。

太溪穴在古代又是"回阳九穴"之一，是一个大补穴。我们知道，足三里穴也是一个大补穴，但足三里穴偏重于补后天，而太溪穴偏重于补先天。肾是先天之本，所以要补先天之本就得从太溪穴开始。因为太溪穴是原穴，所以它既能补肾阴，又能补肾阳。凡是与肾和肾经相关的疾病，比如阳痿、遗精、消渴、气喘、尿频、失眠、月经不调等，都能通过这个穴来调治。

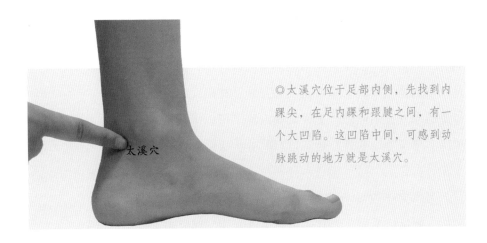

◎太溪穴位于足部内侧，先找到内踝尖，在足内踝和跟腱之间，有一个大凹陷。这凹陷中间，可感到动脉跳动的地方就是太溪穴。

太溪穴是人体阳气汇聚的一个重要地方，一般肾阳虚、体寒的人最适合艾灸这个穴位，可以振奋人体的阳气。灸的时候最好用温和灸，以感觉穴位局部皮肤发烫为宜，每次10分钟左右。有的人可能刚开始感觉不到烫，这是因为体内寒气太重了，这时就要灸得久一点，直到感觉发烫为止。

很多女性朋友体寒，最明显的症状就是手脚冰凉。这些与女性爱美、穿着过度裸露有一定的关系。比如，有的女性上班时穿一些低胸的衣服，这样就暴露了脖子，时间久了就会得颈椎病；有的女性爱穿低腰裤，露出肚脐，寒气就会从肚脐长驱直入；子宫

太溪穴

过于寒冷就有可能引起不孕或月经失调；平时衣服穿得过紧，会导致血液循环变慢，末梢血液循环就会变差，会出现手脚冰冷。

中医认为体寒是百病之源，这时我们就可以用艾条进行温和灸，每天或隔天1次，每次每穴10分钟左右，一般坚持一个冬天左右就会明显好转了。因为艾是纯阳之物，艾灸太溪穴就会为身体补充阳气，将身体里的寒气排出体外。艾灸太溪穴除了可以解除手脚冰冷、痛经等烦恼外，还对以后的养生保健具有非常重要的意义。

太溪穴不仅艾灸有效果，平时没事的时候多按按摩，效果也不错。尤其是患有慢性肾病，同时表现为水肿、腰酸腿冷、浑身没劲儿的人更要多按摩太溪穴。还有人经常脚跟疼，这也是肾虚的表现，可以多揉揉太溪穴。

太冲穴——疏肝解郁，调气理血

太冲穴是肝经的原穴，也是人体最重要的保健穴之一，它还有"消气穴"之称。我们说过"五脏六腑之有疾者，皆取其原"，因此这个穴位治疗肝病最好。

太冲穴在哪里找呢？它在我们足背第一、二跖骨结合部之前的凹陷处。经常刺激太冲穴，能疏肝解郁，调理气血，对胁腹满痛、头痛目眩、疝痛、小便不利、月经不调等症有很好的治疗效果。

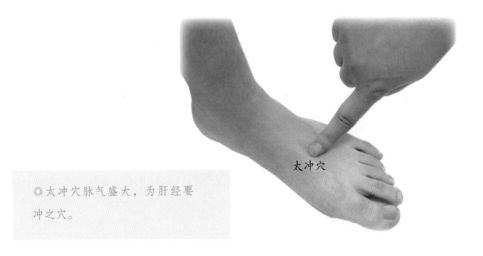

太冲穴

◎太冲穴脉气盛大，为肝经要冲之穴。

艾灸太冲穴是最能养肝的。那什么样的人需要养肝呢？

中医里讲"肝主筋"，一般肝气旺盛的人手脚都比较灵活，有些老年朋友感觉自己手上没劲儿，握不住东西，这都有可能是肝气虚弱的表现。此外，还有的老年人还会出现腰酸、背疼、腿抽筋等症状，也可能提示是肝气虚弱了。

经常加班的上班族也需要养肝，因为肝主藏血，"人卧血归于肝"，人在睡眠时血可养肝，而长期加班，肝失所养，导致肝气不舒、肝郁气滞，这样的人最容易郁闷。

肝气不舒的人最适合温和灸太冲穴每次20分钟左右，每天或隔天1次，有助于养肝护肝。

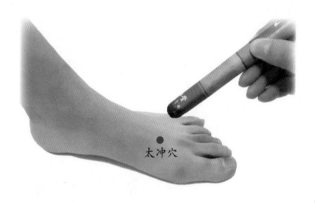

太冲穴

有一位中年外企女白领，平时工作总是加班加点的，她说最近自己乳房经常胀痛，到医院检查患有乳腺增生，吃了一些西药效果也不见好。后来她找到我，我为其仔细诊脉后，发现她的肝经出了问题，她这种情况是肝气郁结所致。

中医经络学说认为，女性乳房属足厥阴肝经，通过冲、任、督三脉与子宫相联系。所以如果肝经发生问题，就会在以上部位有所反映。治疗这种病需要用疏肝理气、活血化瘀的方法。我给她开了一些疏肝理气的药物，还为她进行了温和灸太冲穴。经过一段时间的调理后，她感觉身体明显好多了。

除了艾灸，我们平时还可以利用空闲时间按揉太冲穴。按揉这个穴位时会有些疼，必须反复按揉，直到这个穴位不再疼痛为止。

　　按揉太冲穴时，如果从太冲穴揉至行间穴（行间穴在足背侧第1、2趾之间的缝纹头处），效果会更好。因为行间穴是散心火的，一旦火散到行间就基本上发出去了。需要注意的是，揉的时候是从太冲穴向行间穴的方向揉，一定不要揉反了。

　　另外补充一点，肝开窍于目，肝气通畅，人的两个眼睛才会有神采，因此经常艾灸或按揉太冲穴还有增强视力的功效。

艾灸能温阳补气，祛寒止痛，温经通络，
你可以用艾灸来调理身体，改善亚健康；
你可以用艾灸来美容养颜，延缓衰老；
你还可以用艾灸告别常见慢性病。

即使掌握了艾灸方法和经络穴位，
当遇到一些常见病症时，
你也可能会不知所措，
不知如何应用，没关系，
在"实践篇"的课程中，
我们就来看看如何学以致用。

实践篇

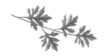

用温暖的艾灸调养全家

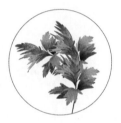

第6课
用艾灸帮你搞定亚健康

每天几次温和灸，固本培元不疲劳

很多上班族尤其是大城市的上班族都会有这样的感觉：以前能办到的事情突然办不到了，或者想办到但力不从心，精力无法集中，从内心的深处对自己有一种怀疑和恐惧，连续的体力或脑力疲劳使工作效率下降。出现这种情况就表示我们的身体"有点盯不住了"，是我们的身体过于疲劳了。

过度疲劳也会累死人的，我们身边有那么多的精英都是因为"过劳而死"。均瑶集团董事长王均瑶因劳累过度，患了肠癌，英年早逝，年仅38岁；著名导演和企业家陈逸飞，因过度劳累导致肝硬化而逝世；网易公司代理CEO孙德棣因过度劳累，患上癌症而逝世，年仅38岁……这些人大多因为工作时间过长、劳动强度加重、心理压力过大、存在精疲力竭的亚健康状态，由于积重难返突然引发身体潜藏的疾病急速恶化，救治不及，继而失去了性命。

现代人熬夜加班好像变成了一种习惯，而熬夜是导致身体过度疲劳最常见的一个原因。经常熬夜会造成疲劳、精神不振，从而导致免疫力下降，感冒、胃肠道疾病、过敏等神经失调性疾病就易发生。可以说，每次熬夜都是对人体免疫力的一次狠狠打击。

我有一位忘年交，年纪轻轻就闯出了一片自己的天地，但也正是由于工作的原因，总是熬夜加班。后来总感觉身体疲惫，晚上想睡时却睡不着觉，白天睡着了又醒不来。本来漂亮的脸蛋上却起了很多的痘痘，黑眼圈、眼袋也时常光顾她的脸。

这可让我这位爱美的朋友上火了。没想到，火上浇油，越着急上火，脸上的痘越是层出不穷。后来，她求助于我，我了解了她的生活习惯后，我就警告她："如果你不改掉熬夜的坏习惯，再好的药也治不了你的病！"后来，听了我的话后，她开始慢慢养成良好的生活习惯，保持好心态。我又让她自己多艾灸，没过多久，她就恢复了以往的青春活力。

有人可能会发出这样的疑问："用艾灸也能缓解疲劳吗？"是的，只要正确运用艾灸，是可以轻松缓解疲劳的。具体怎么做呢？这里推荐3个穴位：关元穴、气海穴、神阙穴。

这3个穴位可以采用三孔艾灸盒施灸，也可以采用温和灸分别艾灸。每天每个穴位灸10~15分钟，以皮肤潮红为度，坚持灸一周就能感受到变化。

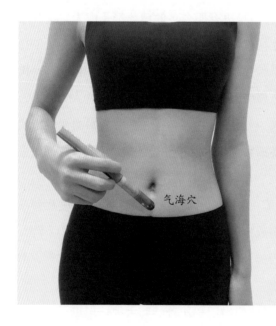

气海穴

◎气海穴位于肚脐下1.5寸，在肚脐与关元穴的中点位置。

尽管通过艾灸可以缓解疲劳，但是平时还是要多注意休息，劳逸结合，否则再怎么艾灸也无法解决根本问题。平时我们也要多注意一些过度疲劳的信号，比如，记忆力减退，情绪易怒或悲观，经常头疼，感到胸闷，头晕，没有胃口，等等，这些都提示我们身体有些疲惫了，要多休息了。

辨证治疗，灸治各种头痛

现代人受头痛困扰的越来越多，可以说几乎所有的人都有过头痛的经历。为什么头痛会越来越多呢？精神疲劳、睡眠不足、情绪激动、不规律的生活和巨大的工作压力都可能诱发头痛。而对于每天闷在办公室的上班族来说，忙不完的工作、开不完的会议、无休止的工作任务，更让头痛成了日常工作的家常便饭。

我在临床中接诊的疼痛患者中，将近1/4的患者都是来治头痛的。以前来看头痛的患者多是老年人，现在越来越多的中青年也加入到头痛大军中，这与他们过大的工作和学习压力有很大的关系。

当我们因为这些头痛去医院就诊，往往不能检查出器质性病变，多数医生会诊断为"紧张性头痛""偏头痛""脑供血不足"等。其实，出现这种头痛已经说明我们与亚健康为伍了。

艾灸对于这些没有器质性病变的头痛来说是非常有效的，但因为引起头痛的原因有很多，所以艾灸治头痛需要辨证论治，不可一概而论。

如果你是前额头或眉棱骨痛……

如果是前额头或眉棱骨痛，这在中医经络学说里认为是阳明头痛。像这种情况我们可以选取手阳明大肠经上的合谷穴和足阳明胃经上的内庭穴。

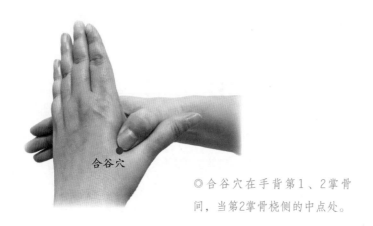

合谷穴

◎合谷穴在手背第1、2掌骨间，当第2掌骨桡侧的中点处。

合谷穴有一个简便的取法：以一手的拇指指间关节横纹，放在另一手拇指、食指之间的指蹼缘上，拇指尖下即是合谷穴。

◎内庭穴在第二足趾和第三足趾之间的缝隙交叉处。

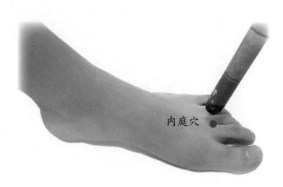

内庭穴

艾灸这两个穴位时最好用温和灸，距穴位皮肤2~3厘米，每个穴位上分别灸10~20分钟，以感到皮肤温热为宜，每周灸3~4次就可以了。

如果是偏头痛……

偏头痛多属于少阳头痛。这时我们可以取足少阳胆经上的穴来治，比如胆经上的率谷穴。

我遇到过这样一位年轻女性患者，她有4年的偏头痛病史。最近由于工作过累，总感觉头痛，以右侧头部搏动性头痛为主。每天发作很多次，有时还会感觉恶心欲呕，精神不集中，后在医院诊为偏头痛。吃了几次药物后也没有起多大作用，后来找到我，我对她的右侧率谷穴进行温和灸，大约灸了10分钟后，她就感觉头痛明显缓解，20分钟后疼痛基本消失。

我让她回家后每天自己灸1次，每次20分钟。治疗两天

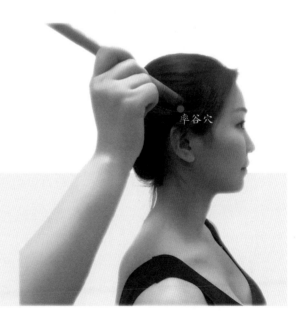

率谷穴

◎灸率谷穴时最好有家人的协助，或者采用艾灸盒施灸。

后，她告诉我现在头痛发作次数明显减少了，只是偶尔有轻微的偏头痛发作。我又让她继续治疗6次后，就不再头痛了，追踪3个月没有复发。

偏头痛在中医里属于"内伤头痛"范畴，一般情绪多变的女性朋友最容易出现这种情况。本病的病机主要在于"不通则痛"。头部两侧是少阳经循行的地方，而率谷穴是足少阳胆经与足太阳膀胱经的交会穴，因此艾灸率谷穴可让少阳之邪转输于太阳而外解，而且还可以调和气血，达到"通则不痛"的目的。

率谷穴怎么找呢？它在我们的头部，当耳尖直上入发际1.5寸。取穴时，我们可在耳尖上3～5厘米处，有的人头大一点儿，有的人头小一点儿，你就上下找一找，有个略微凹陷的地方就是率谷穴。这个穴位对于偏头痛、眩晕都有很好的治疗效果。

艾灸时，最好是哪面头痛就灸哪面的率谷穴，每天温和灸1次，每次20分钟左右，10次为1疗程。

如果是头顶痛……

头顶痛多属于厥阴头痛，这时我们可以艾灸督脉的百会穴和足厥阴肝经的太冲穴。百会穴有助于疏通头部经络气血，而太冲穴能疏肝理气，两者搭配，治疗头顶痛效果很好。

百会穴可以用艾条进行温和灸，也可以用艾灸罐进行随身灸。太冲穴宜用艾条温和灸。每天每个穴位各灸1次，每次灸20分钟，以皮肤潮红为度。

这里我要提醒大家的是，因为头痛的病因比较复杂，对于一些器质性病变，一定要及时就医，不能耽误病情。比

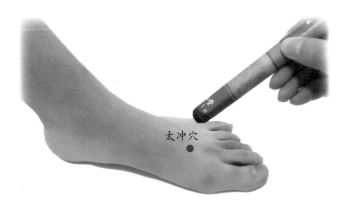

如，遇到突然地（不是反复地）非常剧烈的头疼，而且感觉越来越重，这时千万要重视起来，可能是出血性头痛。

因情绪不好导致头痛的人有很多，平时可以多做一些有氧运动，比如散步、慢跑、太极拳等，尽量让自己的心情得到放松。

对于那些经常加班的人，工作太累也会导致紧张性头痛。因此要学会劳逸结合，不要过度用脑。吸烟和睡眠不好也会诱发头痛，这就要求我们尽量把烟戒掉，养成规律的生活，晚上少熬夜、少加班。

巧用艾灸改善颈椎不适

现代上班族白天在办公室里对着电脑一坐就是一整天，晚上回到家里可能还要加班。即使偶尔的休息一下，也是"窝"在沙发上看电视、上网玩游戏、玩手机，不仅生活没有一点规律，而且很少有时间出去运动。长时间久坐不动，不仅会引发肌肉劳损，还会带来颈椎病。

在公交车、地铁里低头玩手机也是很常见的现象，长时间低头，人的颈项部肌肉会持续受到牵拉，时间长了就会感觉酸痛、不舒服，久而久之就会导致颈肩部慢性疼痛甚至出现颈椎病。开车的人也容易出现颈椎不适，人在开车时颈部和腰背部肌肉处于持续收缩状态，就会导致疲劳、痉挛，出现颈椎不适、腰痛。

另外，很多人喜欢吹空调，衣服又穿得少，身体就容易受寒，容易导致颈部的肌肉、筋脉得到的营养不够。经络不通，不通则痛，这就好像我们家里的水管堵住了，水流不畅，就会影响正常使用。

我发现很多人颈椎出问题了喜欢买膏药贴，但是这种方法有时候效果并不是太好，或者见效不快，我经常建议用艾灸，简单而快捷。

从中医角度来看，风寒湿痹、经络受阻、气血不畅是导致颈椎不适最主要的原因。由于风、寒、湿三种外邪侵入身体，流注经络，导致气血运行不畅而引起颈椎的关节疼痛、酸麻以及屈伸不利等。而艾灸可以疏通气血、补养阳气，能很好地祛除风、寒、湿邪，从根本上治疗颈椎病。

艾灸治疗颈椎不适，特别推荐3个穴位：风池穴、颈夹脊穴和大椎穴。

风池穴位于头后部，与风府穴平齐。风府穴比较好找，在后正中线上，后发际上方1寸处即是风府穴，在风府穴两旁的肌肉凹陷处即是风池穴。艾灸风池穴，能够疏解颈部的风寒邪气，从而改善颈部气血。风池穴一般采用艾条温和灸，每次15~20分钟。

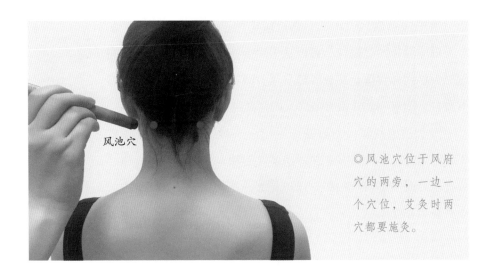

风池穴

◎风池穴位于风府穴的两旁，一边一个穴位，艾灸时两穴都要施灸。

颈椎两侧旁开0.5寸的地方即是颈夹脊穴，为经外奇穴，一侧各7穴。颈夹脊穴可以通调督脉之气，改善椎动脉的血流循环，从而有效缓解颈椎不适。

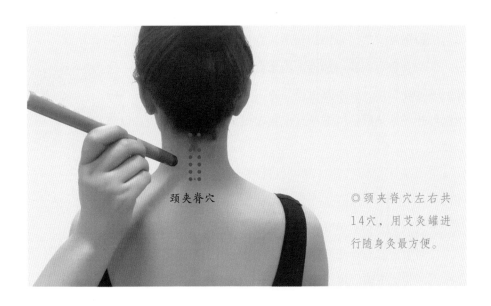

颈夹脊穴

◎颈夹脊穴左右共14穴，用艾灸罐进行随身灸最方便。

大椎穴不用多说什么，在进阶篇中已经详细介绍过，艾灸大椎能温通一身阳气，可以从根本上解决颈椎气血不通的问题。大椎穴非常适合艾灸灌随身灸，既不需要别人帮助，还能解放自己的双手，非常方便。

对于颈椎问题，预防胜于治疗。平时我们一定要注意坐姿，不要久坐不动，多参加一些体育运动。另外，避免着凉，天气寒冷时注意防护颈部，以防受寒，尤其夏天在空调房里，尤其要当心受冻。

用艾灸赶走突然到来的腹痛

很多人因为过于贪食生冷食物、饮食没有节制、感受风寒、情绪不好等原因而出现腹痛，像这些单纯性的腹痛用艾灸就能治好，给腹部增加一些温暖，腹痛的问题就解决了。

有一次，我遇到这样一位女性患者，她用一只手捂着肚子，一边还叹着气。看她的状态，我就知道她最近过得很不开心。这位女患者跟我说最近因为家庭琐事总是与老公吵架，这几天感觉肚子疼，到医院也没检查出来。我为她诊断后，判断她这种肚子疼是肝郁气滞所致。我建议她回家自己艾灸，以疏肝理气。

怎么灸呢？像这种情况可以选取下脘穴、足三里穴和太冲穴。

下脘穴属任脉，在上腹部，前正中线上，当脐上2寸。这个穴位对于胃脘痛、腹胀、呕吐、呃逆、腹泻等都有很好的治疗作用。艾灸下脘穴可选用艾条温和灸，灸15分钟左右。

"肚腹三里留"，腹部的疾患大多可以选足三里穴来调治，腹痛自然也不例外，通过艾灸足三里穴，可以调畅胃肠气

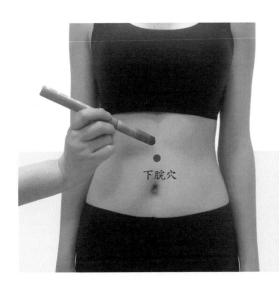

下脘穴

◎下脘穴位于肚脐上2寸处，适宜用艾条进行温和灸。

机，有效缓解腹痛症状。而太冲穴是肝经原穴，肝郁气滞会导致胃气不顺，所以艾灸太冲穴便是从源头来解决问题。足三里穴和太冲穴也适宜艾条温和灸，各灸15~20分钟。

据那位女性患者后来反映，灸完这些穴位后，当时腹痛就减轻了大半，又坚持灸了几次后就痊愈了。我建议她平时也可以多做艾灸，作为保健之用，平时只要灸足三里穴和太冲穴就可以了。

有人可能会问，那如果其他原因导致的腹痛，又该如何艾灸呢？一般的腹痛，都可以选用上面提到的三个穴位，除此外，还需要根据不同的情况进行调整。

如果是因为受寒，吃了寒凉的食物，或是睡觉时腹部受寒而导致的腹痛，可以再加上神阙穴，神阙穴就是肚脐的部位，艾灸神阙穴能有效祛除腹部寒邪，可以采用隔姜灸，效果会更好。

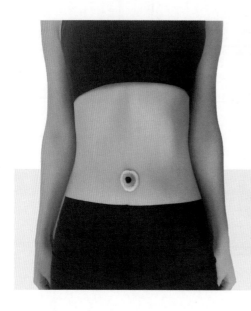

◎隔姜灸神阙穴时，须平卧于床上，也可采用艾灸罐施灸。

　　如果是因为脾阳不足导致的腹痛，多表现为腹部隐隐作痛，时好时坏，用手揉揉按按就会感觉好一点，大便溏泄，不喜欢吃凉的东西。像这种情况艾灸时可以加上中脘穴、关元穴、脾俞穴。

　　中脘穴和关元穴前面重点介绍过，这里说说脾俞穴。脾俞穴是足太阳膀胱经上的穴位，位于背部第11胸椎棘突下，旁开1.5寸处即是。脾俞穴是脾的背俞穴，是治疗脾胃疾病的重要穴位，可以调治腹胀、腹泻、呕吐、痢疾等脾胃肠腑病证。

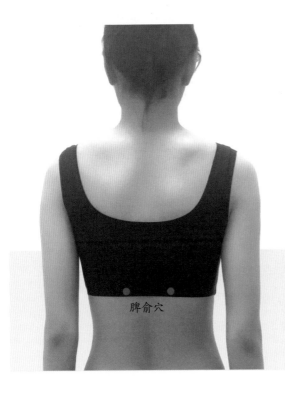

脾俞穴

◎脾俞穴位于背部第11胸椎棘突下，旁开1.5寸处。

从西医角度来看，引起腹痛的大多是急慢性胃肠炎所致。一般来说，胃肠炎急性期常伴有呕吐、腹泻等症状，失水较多，这时就需要多补充水分，患者可适当多服用米汤、蛋汤等流质食物。这时最好不要吃牛肉、豆类等易产气食物，不要吃过于油腻的食物，宜进食一些清淡、软烂、温热的食物。

对于腹痛者来说，平时要注意防寒保暖，避免腹部受凉，因为受凉最容易诱发腹痛。夏天有些女孩子总是喜欢穿一些露脐装、超短裙，这都很容易着凉，腹痛也就在所难免了。爱美之心人皆有之，但如果拿健康作为交换就太不明智了。

辨证治腰痛，艾灸显奇效

最常见的腰痛主要来自于腰肌劳损和腰椎间盘突出。有的人搬重的东西或运动过度常会引起腰肌劳损，而腰椎间盘突出主要是因为腰椎间盘的纤维环出现了磨损，这时椎间盘就会向外突出。当它压迫到了脊神经根时，就会引起腰痛。

我在生活中经常看到一些女孩子特别喜欢穿高跟鞋，虽然高跟鞋突出了女性身体的曲线美，但它也增加了腰椎的负荷。腰部支撑着身体，本来就挺累，再穿高跟鞋，腰就会更累了。穿高跟鞋站立时，使身体支点落在了腰骶部，这时腰椎间隙就会变得前宽后窄，很容易使椎间盘突出，导致腰椎关节错位，可能会压迫到腰部神经，引起腰腿痛。因此，我建议女孩子平时最好少穿高跟鞋，如果非穿不可也让腰部适当地减轻负担，站久了就要坐一坐。

此外，腰怕寒凉。平时我们的腰不小心受风了或气候变化着凉了，腰也会疼。因此，气候变化时一定要注意腰部保暖，比如多穿一些衣物、晚上盖好被子、不要坐卧湿地等。

对于腰痛，中医一般分为肾虚型、寒湿型、血瘀型3种，对这几种腰痛我们用艾灸对症治疗，效果是比较好的。

肾虚型腰痛

这种类型的腰痛起病一般比较慢，刚开始只是隐隐作痛，腰膝酸软无力，劳作时加重，休息时就会减轻，手脚冰凉。有时候男性朋友会有遗精、阳痿等症，女性朋友会有月经不调等症。肾虚型腰痛多采用温肾壮阳之法，可取肾俞穴、委中穴、阿是穴进行艾灸。

肾俞穴是补肾要穴，可以有效治疗肾脏的虚损。肾俞穴位于腰部，在第2腰椎棘突下，旁开1.5寸处即是，可以采用艾灸罐进行随身灸，比较方便，也可以采用艾条温和灸。每次灸30分钟，1个月为一个疗程。

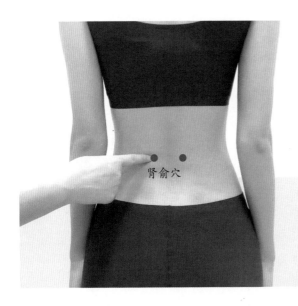

肾俞穴

◎肾俞穴用艾条灸须有人协助，平时在家用艾灸罐更为便利。

　　"腰背委中求"，艾灸委中穴可以治疗腰背部的疾患，不管哪种类型的腰痛，都可以加上委中穴。委中穴是足太阳膀胱经上的穴位，位置非常好找，就位于膝部后面腘横纹的中点。

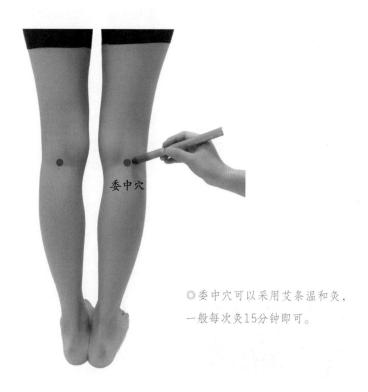

委中穴

◎委中穴可以采用艾条温和灸，一般每次灸15分钟即可。

　　阿是穴在最开始的"入门篇"中有过简单说明，简单说就是哪儿不舒服就灸哪儿。哪儿腰痛明显，那个地方就是腰痛的阿是穴，就可以艾灸那个地方。

寒湿型腰痛

　　感受寒湿之邪导致的腰痛，症状是怕冷喜暖，热敷后疼痛就会明显减轻。这种腰痛与气候变化有明显的关系，天气一变凉疼痛就会加剧。对于这种类型的腰痛，艾灸可选用大肠俞穴、委中穴、腰阳关穴和阿是穴。

　　大肠俞穴属于足太阳膀胱经，位于腰部，第4腰椎棘突下，旁开1.5寸处即是。通过艾灸大肠俞穴，能够疏通腰部经络气血，配合委中穴、阿是穴，效果更加突出。艾灸大肠俞穴可采用艾条温和灸，或者艾灸罐随身灸。

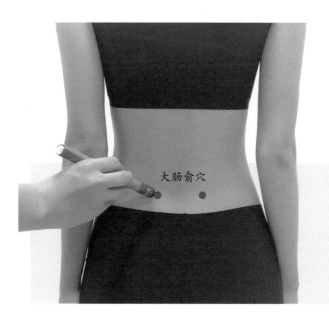

大肠俞穴

◎大肠俞穴和肾俞穴一样，用艾灸罐施灸更方便。

　　这里为什么还要用腰阳关穴呢？腰阳关穴是督脉上的穴位，位于腰部后正中线上，第4腰椎棘突下即是，与大肠俞穴平齐。督脉是一身阳脉之海，通过艾灸腰部的腰阳关穴，可以起到温阳壮腰的作用，能有效祛除腰部寒湿。和艾灸大肠俞一样，温和灸或随身灸皆可，每次灸30分钟。

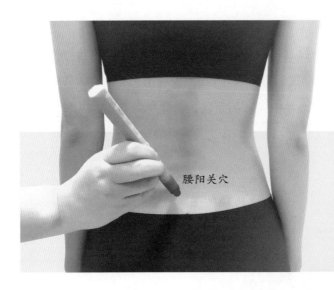

腰阳关穴

◎腰阳关穴，顾名思义，能温补腰部阳气，腰背虚寒者适合经常施灸。

血瘀型腰痛

这种类型的腰痛一般都是原来受过外伤的，腰痛就像针刺一样，疼痛固定，不能转身。这种类型的腰痛治宜活血通络，可取委中穴、膈俞穴和阿是穴。

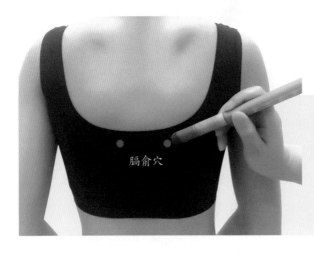

膈俞穴

◎膈俞穴的位置比较好找，先找到背部肩胛骨的最下角，与之平齐的水平线上，离脊柱左右各1.5寸处即是膈俞穴。

委中穴和阿是穴不用多解释，至于膈俞穴，这是一个有调血和营、理气止痛作用的穴位，它位于足太阳膀胱经上，在背部第7胸椎棘突下，正中线旁开1.5寸处即是。艾灸膈俞穴可采用艾条温和灸，1日1次，每次灸20分钟左右，10天为1个疗程。

每种失眠的背后都有治愈的奇穴

我们的身体原本一入夜便自然会想睡觉，不过总有些人因种种原因到了该睡觉时却难以入睡。漫漫长夜，众人皆睡我独醒，数绵羊、喝牛奶都不管用……长期失眠会让人的记忆力减退，精力不集中，身体感觉疲惫，这肯定会不同程度地影响我们的工作和生活。

一般来说，引起失眠的原因有很多，如精神紧张、神经衰弱、过度的悲哀和焦虑、过度的兴奋等，使大脑皮质兴奋与抑制失调，以致到了晚上睡觉时，大脑皮层仍保持相当的兴奋性，久久不能进入抑制状态。有时越怕失眠，越想入睡，脑细胞就越兴奋，就更是难以入睡。

中医里常见的失眠有心脾两虚型、心肾不交型和肝火扰心型，我们可以根据不同情况对症治疗。

心脾两虚型

这种类型多表现为爱做梦，有时候在晚上容易醒来，伴有心慌、健忘、浑身没劲儿、不爱吃东西等症状。这种情况艾灸时宜以益心健脾、养血安神为主。

艾灸时可用补法，采用温和灸，可以选取心俞穴、脾俞穴和神门穴。

因为是心脾两虚，自然要从心、脾两经入手，这便是选择心俞穴和脾俞穴的原因。

心俞穴和脾俞穴都是足太阳膀胱经上的穴位，其中心俞穴位于第5胸椎棘突下，旁开1.5寸处，而脾俞穴位于第11胸椎棘突下，旁开1.5寸处。艾灸这两个穴位，可以起到养心健脾的作用，能够从根本上解决失眠问题。艾灸心俞穴和脾俞穴可以采用艾条温和灸，也可以用艾灸盒进行施灸，每次每个穴位各灸20分钟，坚持灸一到两周，对睡眠便会有大的改善。

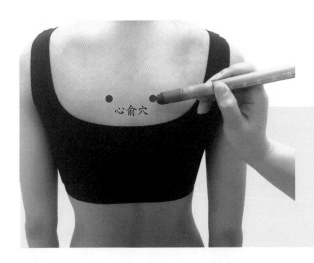

◎找心俞穴的位置，可以先定位膈俞穴，再向上数到第5胸椎棘突，即是心俞穴。膈俞穴定位参见上节内容。

神门穴是"进阶篇"重点解读过的穴位，属于手少阴心经，为心经原穴，是心神之门户，对于所有类型的失眠都可以选用。神门穴位于手腕掌侧部，艾灸时宜采用艾条进行温和灸，可以于睡觉前灸15分钟左右。

心肾不交型

所谓心肾不交，就是心火旺于上，肾水寒于下，心气无法下交于肾，肾气不能上通于心，这种情况多表现为心烦意乱、头晕、盗汗、腰膝酸软等，男性朋友有的可能会有梦遗。

对于心肾不交型失眠，艾灸时可以选择心俞穴、肾俞穴和神门穴，可以采用艾条温和灸，肾俞穴也可以采用随身灸。每个穴位各灸15～30分钟。这里选择心俞穴和肾俞穴，道理也很简单，就是通过刺激这两个穴位交通心肾。

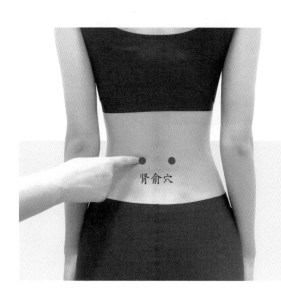

肾俞穴

◎肾俞穴的位置很好找，肚脐的正后方对着背部的命门穴，命门穴旁边各1.5寸即是肾俞穴。

肝火扰心型

这种类型多表现为烦躁，容易发脾气，有的伴有头痛、胸闷、胁肋胀痛等症状，这时宜以清肝宁心为主。

艾灸时可选取肝俞穴、太冲穴、行间穴、神门穴。其中太冲穴、行间穴前面有所介绍，主要作用是疏肝理气，而肝俞穴，顾名思义，就是直接调节肝脏气血。肝俞穴属于足太阳膀胱经，为肝的背俞穴，位于背部，当第9胸椎棘突下，旁开1.5寸处即是。

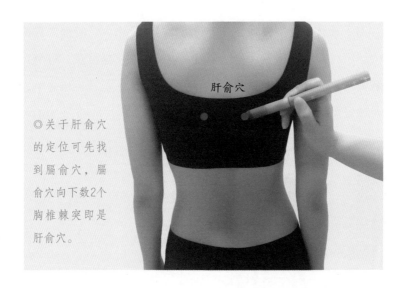

◎关于肝俞穴的定位可先找到膈俞穴，膈俞穴向下数2个胸椎棘突即是肝俞穴。

肝俞穴

　　肝俞穴可以用艾条温和灸，也可以采用随身灸，每次灸30分钟。太冲穴、行间穴、神门穴宜采用艾条温和灸，每次每穴各灸20分钟。

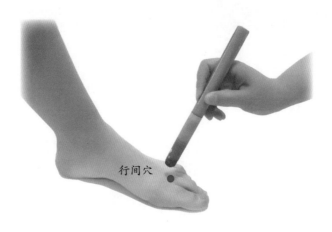

行间穴

对于现代人来说，要想不失眠还要养成良好的生活习惯。平时少熬夜，晚上不要吃得太饱。如果有时间，可以在睡前到户外散步一会儿，放松一下精神；上床前洗个澡，或用热水泡脚，然后再睡觉。睡前不要喝酒，虽然酒精可能会使人很快入睡，但同时也会打乱睡眠节律，影响身体的恢复。

选对灸穴就能治好感冒

感冒在我们的生活中很常见，一年到头，无论是谁都难免会有头疼脑热的时候。尤其是每年的冬天，气温下降，人体抵抗力减弱，加之天气阴晴不定，室内外温差大，感冒更是容易找上门来。

当然，感冒的诱因还有很多，比如营养不良、过度疲劳、年老体衰等一切引起身体抵抗力降低的因素，都可以成为感冒的诱因。

中医里感冒常见的类型有风寒感冒、风热感冒、暑湿感冒等。一般情况下，艾灸对风寒感冒的治疗效果最好，这里重点介绍风寒感冒的艾灸疗法。

风寒感冒

风寒感冒多是因为受凉引起的，一般天气变化频繁时容易患这种感冒。得了这种感冒，主要表现为恶寒重，发热轻或不发热，没有汗，全身酸痛，头痛，咽部发痒，流清鼻涕，咳嗽，痰稀白。

像这种情况，我们主要以疏风散寒为治疗原则，可以取大椎穴、风门穴、风池穴、列缺穴、合谷穴。

大椎穴能振奋一身阳气，艾灸大椎穴能够增强自身免疫力，帮助机体祛除寒邪；风门穴属于足太阳膀胱经的经穴，它在我们的背部，当第2胸椎棘突下，旁开1.5寸处。风门穴是临床祛风最常用的穴位之一，它可以治感冒、颈椎痛、肩膀酸痛等病症。

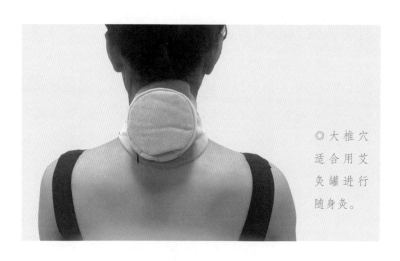

◎大椎穴适合用艾灸罐进行随身灸。

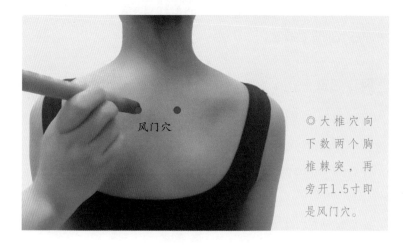

风门穴

◎大椎穴向下数两个胸椎棘突，再旁开1.5寸即是风门穴。

与风门穴相似，风池穴也能疏散风邪，与风门穴合用，祛风效果尤佳。

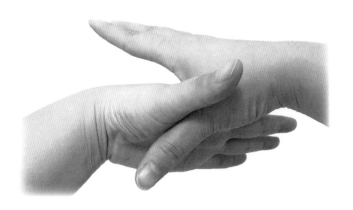

列缺穴是手太阴肺经上的穴位，此穴有祛风宣肺、疏经通络的功效，可治伤风外感、咳嗽、气喘等病症。列缺穴有一个简便找穴法，将两手虎口交叉，一手的食指搭在另一手的桡骨茎突上，食指尖下的位置便是列缺穴。

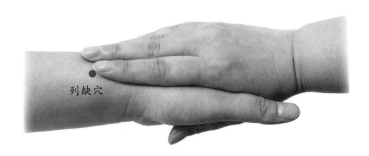

列缺穴

合谷穴位于手背部，属于手阳明大肠经，列缺穴与合谷穴搭配，更有助于祛邪解表。

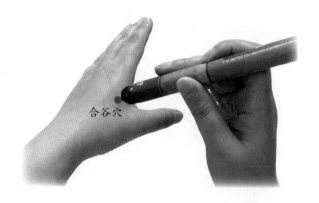

合谷穴

艾灸时可采用隔姜灸，每次每个穴位灸5～7壮，以穴位皮肤有温热感为宜。也可采用艾条温和灸或是随身灸，每次每个穴位灸30分钟。

想要感冒好得快，还要养成良好的生活习惯。比如，多喝热水是治疗风寒感冒最简单的方法，大量喝水可以促进人体代谢和发汗，可促使感冒及早痊愈。对于体质较弱的人，平时要经常参加体育运动，以增强身体的血液循环，改善体质，提高自身的免疫功能。天气变化时要注意保暖，因为人体在受凉时，由于呼吸道血管的收缩，血液的供应量减少，局部的抗体随之也会减少，而这时致病微生物就会乘虚而入。

艾灸巧治各种咳嗽

天气稍有变化，一些体质差的人就会出现感冒、咳嗽这些小问题。正常情况下，咳嗽是我们人体清除呼吸道内分泌物或异物的保护性呼吸反射动作，我们没有必要因此大惊小怪。如果总是咳嗽或咳嗽剧烈，我们就要引起重视了。

咳嗽虽不危重，但十分难缠，咳嗽时间长了不仅自己难受，也让周围的人不放心，害怕你得了"痨病"传染给他。

中医学认为，肺主气，司呼吸，开窍于鼻，外合皮毛，与外界气候变化息息相关。无论外邪还是内在的痰浊虚火，凡影响肺的清宣肃降功能，就可能会引起咳嗽。此外，"五脏六腑皆令人咳，非独肺也"，五脏六腑出现病症，都有可能影响肺，进而出现咳嗽。

中医把咳嗽分为外感咳嗽和内伤咳嗽。外感咳嗽是感受外邪所致的咳嗽，内伤咳嗽是因脏腑功能失调、内邪伤肺所致。对于这两种咳嗽，采取的艾灸方法也有所不同。

外感咳嗽

这种咳嗽多表现为发热，怕冷，鼻塞，打喷嚏，咳嗽声比较重，痰稀多白或黄稠，有时伴有头痛、咽痛口干。

对于外感咳嗽，我们可以选取肺俞穴、天突穴、列缺穴、合谷穴进行艾灸。如果有发热，可以加大椎穴；如果怕冷，可加风池穴。

肺俞穴属于足太阳膀胱经，是肺的背俞穴，能调理肺气，改善肺功能。肺俞穴位于第3胸椎棘突下，旁开1.5寸处。

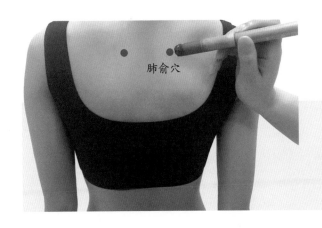

肺俞穴

◎大椎穴向下数3个胸椎棘突，再旁开1.5寸为肺俞穴。

天突穴属于任脉，位于颈部，当前正中线上，胸骨上窝中央即是。天突穴有降气止咳的作用。列缺穴和合谷穴的组合在上一篇中已经介绍过，主要是起到祛邪解表的作用。

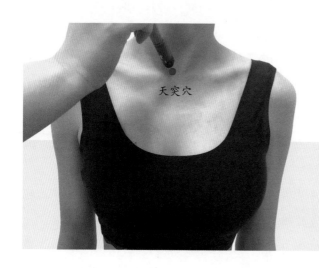

天突穴

◎天突穴的位置很容易找到，而且一般只适合用艾条温和灸。

艾灸时可以采用艾条温和灸，每穴每次灸10～15分钟，以灸至局部皮肤红润温热为宜。每天或隔天灸1次，严重的可每天灸2次，7次为1个疗程。

内伤咳嗽

这种咳嗽迁延的时间比较长，时重时轻，痰呈白色而且发黏，或干咳无痰，咽干发痒，有时伴有手足心热，胸背疼痛。

内伤咳嗽艾灸时可选取肺俞穴、天突穴作为主穴，同时根据不同情况配伍其他穴位。如果痰多，可加丰隆穴；如果有肝火，可加行间穴；如果肺阴亏耗，可加太溪穴。

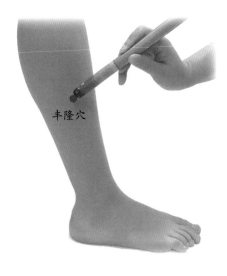

"痰多宜向丰隆寻"，对于痰湿咳嗽，多选用丰隆穴。丰隆穴属于足阳明胃经，取穴时，先找到外膝眼和外踝骨尖，将这两个点连成一条线，然后取这条线的中点，接下来找到胫骨前缘外侧大约两横指（中指）的宽度，再和刚才那个中点平齐，这个地方就是丰隆穴。

行间穴前文已经做过为多次介绍，在这里主要起到疏解肝经火气的作用，适用于肝火灼肺导致的咳嗽。

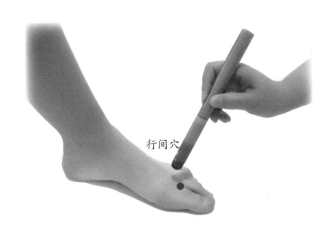

太溪穴是肾经的原穴，肺阴亏耗为何选择肾经的穴位呢？因为肺肾之间关系密切，只要肾水充足，便能滋润肺中的阴液。太溪穴位于足内踝尖的后方，位置很好找。

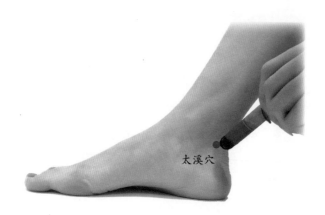

太溪穴

艾灸可采用温和灸，每穴每次灸10～15分钟，以灸至局部皮肤红润温热为宜。每天或隔天灸1次，严重者每天灸2次，7次为1个疗程。

对于咳嗽的人，平时要少吃肥肉等荤腥、油腻食物，因为这些食物会助湿生痰，加重病情；同时还要少吃辣椒、胡椒、生葱、芥末等辛辣食物。同时注意保持室内空气新鲜和湿度适宜，不要吸烟。天气变化时要注意保暖，预防感冒的发生。

艾灸治便秘，治标又治本

在正常情况下，一个健康的人从进食开始，经过消化吸收到形成粪便和排便，一般需要24～48小时，两次大便间隔时间一般是1～2天。如果排便的时间超过48小时，我们可以将这种情况视为便秘。

有的人便秘除了大便秘结之外，没有其他不舒服的地方；有的人由于便秘不通会出现头痛头晕、腹中胀满、食欲减退、睡眠不安、心烦易怒等症状。长期便秘还会引发痔疮、肛裂等疾病。

中医认为，便秘不仅与大肠的传导功能失调有关，而且与脾胃的纳、运、升、降，肾的温煦与气化功能失常有密切关系。

生活中一些人治疗便秘大多会选择一些通便的药物，但往往治标不治本。便秘在中医里有实证和虚证之分，如果我们使用艾灸辨证治疗便秘，不仅简单易行，而且治标又治本，效果不错。

实证便秘——热秘

实证便秘中有些是因为我们的身体阳盛或者吃了太多的辛辣食物，导致胃肠积热，或者热病后余热留恋，或者肺热移于大肠，耗伤津液，导致肠道燥热，大便干结。这些情况的便秘属于热秘，即热邪偏盛。

热秘主要表现为大便比较干燥硬结，三五天才排一次便，身热面赤，口渴心烦，嘴里发干且伴有口臭，有的人还会伴有腹胀、腹痛等症状，小便短赤，舌苔黄厚干燥。像这种情况宜清热通便为主，可选用大肠俞穴、天枢穴、合谷穴、内庭穴。

大肠俞穴为大肠的背俞穴，天枢穴为大肠的募穴，这两个穴位搭配使用，可以疏通大肠气机，气机通则大肠的传导功能便容易恢复正常，因此不管实秘还是虚秘，都可以选这两个穴位。大肠俞穴位于腰部，第4腰椎棘突下，旁开1.5寸处即是。天枢穴位于腹部，与肚脐平齐，前正中线旁开2寸处。

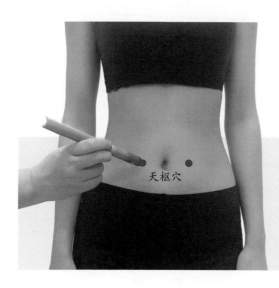

◎天枢穴位于肚脐旁1.5寸处，适合温和灸，也可用艾灸罐施灸。

合谷穴是手阳明大肠经的原穴，有清泻大肠热邪的作用；内庭穴是足阳明胃经的穴位，可用于热病、便秘等病症。

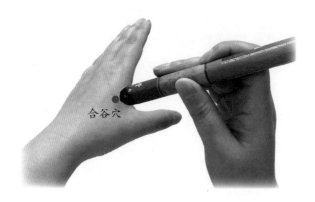

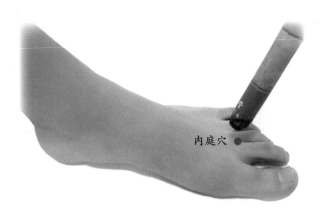

内庭穴

艾灸时可采用无瘢痕灸，分别灸大肠俞穴、天枢穴、合谷穴、内庭穴4～6壮。也可以采用艾条温和灸，每个穴位每次灸15分钟。

实证便秘——气秘

实证便秘中还有一种情况，因为身体气机不畅，导致大便不下，并伴有腹胀，胃口差，甚至胸胁胀满，这种便秘属于气秘，宜在通导大肠的同时，调畅胃肠气机。

穴位上除大肠俞穴、天枢穴外，可加上中脘穴和太冲穴。中脘穴能疏导胃肠气机，而太冲穴可以疏肝理气，两个穴位相配合，有利于全身气机的调畅。中脘穴位于上腹部，前正中线上，当脐上4寸处；太冲穴位于足背部，当第1、2跖骨结合部之前的凹陷处。

大肠俞穴、天枢穴、中脘穴可以采用随身灸，每穴每次灸15分钟；太冲穴可采用无瘢痕灸，每次灸4~6壮，或艾条温和灸，灸15分钟。

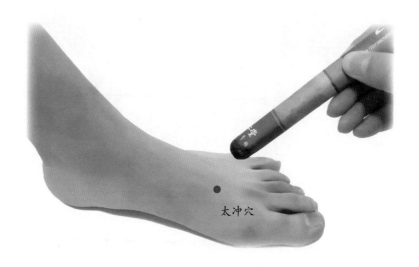

太冲穴

虚证便秘

一般老年人、产妇、久病的人容易出现这种情况，主要表现为大便秘结难下，虽有便意但排不出来，大便后感觉浑身疲倦，身体瘦弱，面色萎黄、没有光彩。这种情况在治疗上应以补虚扶正、润肠通便为主。

像这种虚证多用补法，取大肠俞穴、天枢穴、关元穴、足三里穴，偏于气虚者，可加气海穴，偏于血虚者，可加三阴交穴。

大肠俞穴和天枢穴可通大肠之气机，关元穴补先天元气，足三里穴补后天之本，互相配合，可补一身之虚。气海穴能补气，三阴交穴能补血，两穴各有所长，根据不同情况，随证选用。

艾灸时可以采用艾条温和灸，每次每个穴位分别灸10～15分钟，每天灸1～2次。

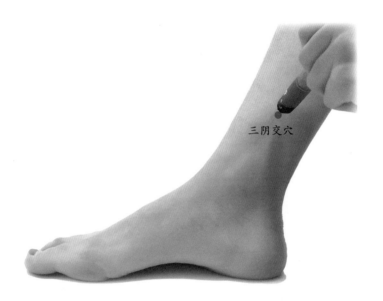

三阴交穴

对于容易便秘的人，要适当吃一些含膳食纤维多的食物，膳食纤维可以增加对肠管的刺激量，利于通便。此外还要积极锻炼身体，比如工作之余可以散步、跑步、做深呼吸运动、打太极拳等。

第7课
艾灸是女人最好的朋友

痛则不通，通则不痛——乳腺增生的艾灸方法

如今，乳腺增生已成为女性朋友的常见病和多发病了，一般中青年女性朋友最容易得这个病。一旦患上乳腺增生症，患者一侧或双侧乳房会同时或相继出现形状大小不等地硬结肿块，表面光滑，推之活动，生长缓慢，月经前胀痛会加重，月经后会减轻。这是乳腺增生最明显的症状。而且，情绪也会变得非常烦躁，容易发怒，还会出现一些妇科病。

乳腺增生是怎么得的呢？中医学指出，乳房与好几条经络有直接的关系。其中，乳房内侧与肾经有关，乳头及乳晕与胃经和肝经有关，乳头外侧有心包经、胆经、脾经。肾经将先天精气灌养乳房，胃、脾受水谷精微化生之气血濡养乳房，肝、胆通过经络对乳房有藏血和疏泄的作用。各条经络通畅、气血足够充盈是乳房健康的根本。

当各条经络的气血不足，乳房得不到足够的营养滋润，就会变得扁平、松软、下垂。而当乳房的经络不通，发生阻塞时，经脉循行所过部位就会有结节、水肿、肿块出现，乳房就会疼痛，这正是我们中医所说的"痛则不通"。

其实，乳腺上发生的任何疾病，如急性乳腺炎，乳腺增生，乳腺瘤，乳腺癌等，都与乳腺的经络瘀堵有直接关系。我们根据疼痛的部位可以判断是哪条经络发生瘀堵。急性瘀堵最多的是处于哺乳期的母亲。慢性瘀堵则常见乳腺增生。瘀堵不能解除，逐年增加，就易发生乳腺瘤，再进一步发展就是危及生命的乳腺癌。

为什么现代女性更容易患上此病呢？主要是与生活节奏加快、精神压力增大、饮食不规律所致。还有一些女性朋友穿戴不合体的内衣，长期服用含激素的保健品、避孕药等，都可能会导致内分泌平衡失调，引起乳房不适。

中医里将乳腺增生称为"乳癖"，是由于郁怒伤肝、思虑伤脾、气滞血瘀、痰凝成核所致。艾灸对于乳腺增生有很好的治疗效果，我们可以对症选择穴位进行艾灸，可以疏通阻塞的经络，经络一通，乳房就不会痛了。

艾灸时，可选取阿是穴、人迎穴、期门穴、膻中穴。其中，阿是穴就是乳房出现节结、增生、肿块、疼痛的地方。如果在月经前有所加重，我们可以加灸太冲穴；如果在月经后加重，我们可以加太溪穴。

其中，人迎穴位于颈部，喉结旁，当胸锁乳突肌的前缘，颈总动脉搏动处。人迎穴可疏通胃经气机，且人迎穴近乳房，对乳腺增生尤为有效。

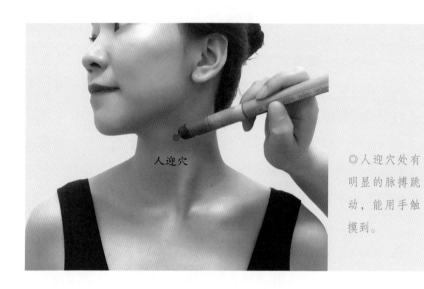

◎人迎穴处有明显的脉搏跳动，能用手触摸到。

期门穴位于胸部，当乳头直下，第6肋间隙，前正中线旁开4寸处，为足厥阴肝经上的重要穴位，而膻中穴在前正中线上，两乳头连线的中点，为肝之募穴，这两个穴位均靠近乳房，既可以疏肝理气，又能畅通乳房局部的气血。

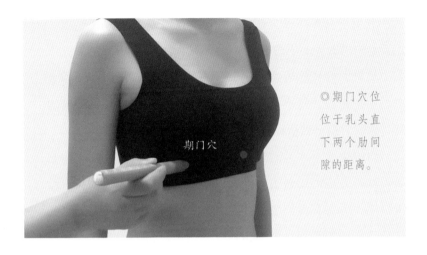

◎期门穴位位于乳头直下两个肋间隙的距离。

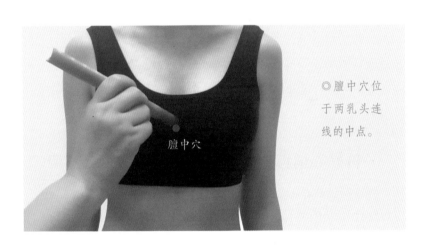

◎膻中穴位于两乳头连线的中点。

在艾灸时，对以上穴位进行温和灸，每次每个穴位灸15～30分钟，每天灸1次，10天为1个疗程，中间我们也可以休息几天再灸。

对于乳腺增生来说，预防永远大于治疗。因此，平时女性朋友要学会多照顾自己，不要拼命工作，不要动辄生气，不要给自己太大的压力。

另外，要预防乳房疾病，平时的自我检查也是非常重要的。一般来说，每次来月经之后的一周左右是自检的最佳时间，这段时期里乳房比较松软，容易发现异常状况。

自检主要是"一看二摸"。"一看"，看两侧的乳房是否对称，乳房的皮肤上有没有凹陷或橘皮样变化，乳头有没有内陷，乳头有没有溢液。"二摸"，主要是用两手分别托住乳房，四指在下，大拇指在上，然后以打圈的方式，来回按顺序轻揉乳房四周以及腋窝的地方，然后再摸一摸乳房有无增厚和肿块、腋下淋巴结有无肿大。

自我检查其实也是自我按摩的过程。用双手托住乳房，来回做打圈动作，每天晚上临睡前坚持按摩半小时，对于乳房具有非常好的保健作用。

一份好心情再加一份"艾"，治好月经不调

女性朋友的月经多数时间都是正常的，但它也有闹脾气、不按规律办事的时候，常弄得女性朋友们苦不堪言、无计可施。其中，月经不调就是最常见的一个问题。

有的女性月经会提前一周左右，这种情况是月经先期；有的女性月经周期会晚一周左右甚至更长时间，这种情况是月经后期；也有的人月经没有规律，这种情况是月经先后无定期。像这些问题都属于月经不调的范畴。

中医经络学说认为，月经不调的主要原因在于冲脉和任脉失调。冲脉和任脉是重要的两条经脉，冲脉有着统率人

体十二经脉气血的作用，任脉与女性朋友的月经和生殖关系密切。冲脉和任脉的气血旺盛，女性才能保持正常的生理功能；如果冲脉和任脉功能失调，女性便会气血运行不利，出现月经失调、不孕等疾病。

从外因来看，长期的心情压抑是导致女性月经失调最重要的一个原因。中医理论认为，人有七情，即喜、怒、忧、思、悲、恐、惊。如果七情适当抒发，有益于身心健康，但如果七情太过，比如遇到突然、强烈或长时间精神刺激，就会引起脏腑、气血、经络功能紊乱，进而出现一些妇科疾病。此外，女性朋友的不良生活习惯，如贪凉、吸烟等，也都会引起女性月经不调。

对于月经不调来说，艾灸是不错的办法。女性月经期间，艾灸时一定要慎重，最好找专业的医师进行艾灸，这样更安全一些。艾灸时需要辨证治疗，这样才能取得治标又治本的效果。

血虚型

血虚型月经不调的主要表现为月经量少，颜色淡，质地清稀，有时候会伴有头晕眼花、失眠、心悸、脸色苍白、浑身无力等症状。这时可以取关元穴、三阴交穴、脾俞穴进行艾灸。

关元穴补肾益气，长期坚持灸关元穴，能让各种虚证得到有效恢复；三阴交穴是女性的调经要穴，位于足内踝尖上3寸，胫骨内侧缘后方；脾俞穴能加强脾胃功能，有利于养血益气。

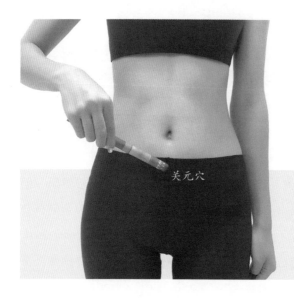

关元穴

◎关元穴位于肚脐下3寸处，常灸才有效。

艾灸时可用隔姜灸或温和灸，每个穴位每次灸20～30分钟，每天或隔天灸1次，10次为1个疗程。

血寒型

血寒型主要表现为月经量少，颜色发暗，有血块，有的时候

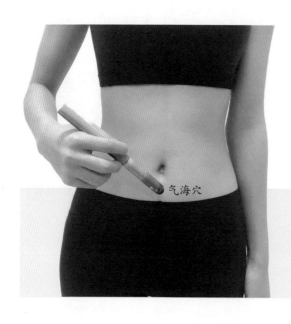

气海穴

◎气海穴位于肚脐与关元穴之间，有温补阳气的作用。

伴有小肚子冷痛，得温就会减轻，怕冷。艾灸时可取关元穴、气海穴、三阴交穴。

关元穴和三阴交穴的意义如前，这里选气海穴主要是起到益气温阳的作用，配合关元穴起到温阳祛寒的功效。

艾灸时，对于关元穴和气海穴可以采用温和灸，也可选用随身灸。三阴交可采用艾条温和灸。每个穴位每次分别灸20～30分钟，10次为1个疗程。

肾虚型

肾虚型主要表现为月经量比较少，颜色正常或偏暗，色淡质稀，有时还会有伴有头晕耳鸣、腰酸背痛等症状。这种情况可以取关元穴、三阴交穴、肾俞穴、太溪穴。

肾俞穴属于足太阳膀胱经，位于背部，是肾的背俞穴，有补肾益气之功；太溪穴属于足少阴肾经，是肾的原穴，能补肾益精。

艾灸时宜采用温和灸，每个穴位上分别灸30分钟，每天或隔天1次，10次为1个疗程。

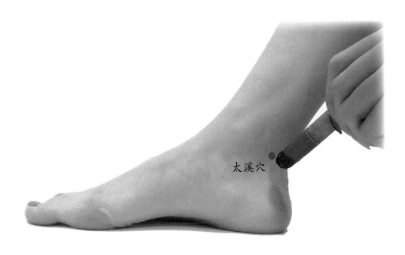

太溪穴

气郁型

气郁型主要表现为月经量少，颜色发暗，有血块，不容易排出体外，有时会伴有胸胁、乳房、小肚子胀痛，整个人的精神不好，总爱叹气。这时可取关元穴、三阴交穴、太冲穴。

太冲穴位于足背部，是肝经原穴，有疏肝理气的作用，经常艾灸这个穴位能有效改善气郁症状。

艾灸时可用艾条温和灸，每次灸30分钟，每天或隔天1次，10次为1个疗程。

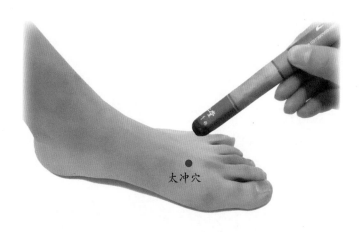

太冲穴

除了艾灸外，女性朋友平时一定要保持愉快的心情。良好的心情才是治愈身心疾病的大药，平时遇事不要生气，及时调整自己的情绪，别让坏心情影响了健康。

痛经者最需要"艾"来通络

在众多妇科病中，痛经一直都是女人心头抹不去的阴影。

每当痛经到来时，那一阵阵说不清又止不住的疼痛，让很多女人备受折磨。情况轻的还可以忍受，只是在月经的头一两天小腹坠胀不适；严重的不仅腹部阵阵抽搐，手脚发冷，胸部也跟着发闷，有时候连后背大腿都会隐隐作痛。月经前就开始的痛苦"前奏"，让人心烦意乱、浑身无力，经期中更是疼得厉害，让人坐卧不宁。

中医认为，痛经病位在胞宫，表现为痛证，主要是因为气血运行不畅，不通则痛。因此，进行艾灸应以活血化瘀、通经止痛为主。

我们常把痛经分为气滞血瘀、寒湿凝滞、气血虚弱、肝肾亏损等4种类型，艾灸时对症治疗，效果显著。

气滞血瘀型

这种类型的月经主要表现为月经前或经期小腹胀痛或阵发性剧烈绞痛，有时候会放射到腰、骶部，到了月经后期，月经的颜色发紫，有瘀块，经行不畅。如果偏于气滞者则以胀为主，会伴有乳房及胸胁胀痛；如果偏于血瘀者则以疼痛为主，拒按，经行血块去后则痛减，舌质暗，或有紫点。

这时我们艾灸治疗应以调气化瘀、活血止痛为主，可取三阴交穴、太冲穴和中极穴。

三阴交穴为足三阴经的交会穴，可通经而止痛，各种类型的痛经皆可选用。太冲穴已经做过多次介绍，能疏肝理气。中极穴属于任脉穴位，位于前正中线上，脐下4寸处，艾灸中极穴可通调冲任之气。

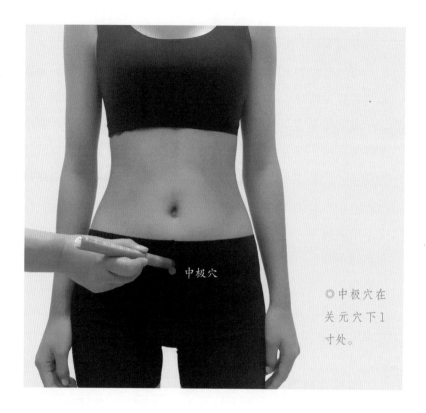

中极穴

◎中极穴在
关元穴下1
寸处。

艾灸时，对以上几个穴位进行艾条温和灸，每穴每次灸10～20分钟，每天或隔天1次，10天为1个疗程。

寒湿凝滞型

这种类型的痛经在月经前或月经期小肚子感觉冷痛，遇到热就会减轻，手脚冰冷，月经后期，经量减少，涩滞不爽，经色变得黯红或夹有血块，大便溏泄。艾灸应以温经散寒祛湿为主。

艾灸时可选取中极穴、三阴交穴、归来穴。

归来穴与中极穴的位置较为接近，也是位于下腹部，当脐中下

4寸，距前正中线2寸。归来穴属于足阳明胃经，常用来调治月经不调、痛经等病症。

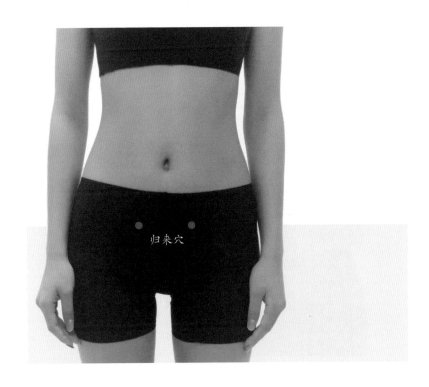

艾灸时可以采用艾条温和灸，每穴每次灸15～20分钟，每天或隔天1次，10天为1个疗程。

气血虚弱型

这种类型在月经期或经后期一两天里，小肚子会感觉绵绵作痛，并有空坠感，喜按喜温，月经量比较少，颜色淡质地稀，整个人浑身无力，脸色发白或萎黄，有时还会感觉头晕、心悸、失眠。艾灸应以补气养血为主。

艾灸可取气海穴、脾俞穴、足三里穴、三阴交穴。

气海穴位于小腹部，前正中线上，肚脐下1.5寸处即是。艾灸气海穴有补气温阳的作用。脾俞穴位于背部，足三里穴位于小腿外侧，这两个也是常用的健脾养胃穴，而且足三里穴还有很好的强壮作用，有助于气血的生成。三阴交穴调经止痛。

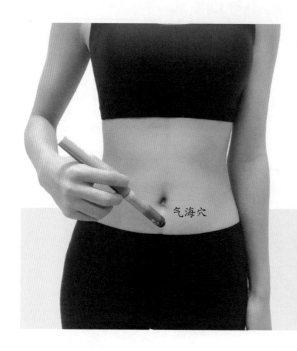

气海穴

◎气海穴为调补气血的常用穴，宜常灸。

艾灸时采用温和灸，每穴每次分别灸20～30分钟，每天或隔天灸1次，10次为1个疗程。

肝肾亏虚型

肝肾亏虚型痛经的表现主要是月经期间或经后期小肚子会隐隐作痛，喜揉喜按，月经没有规律，先后无定期，经量有时多有时少，颜色淡红，没有血块，有的伴有腰膝酸软、失眠、头晕耳鸣等症。艾灸应以滋养肝肾为主。

艾灸时可取足太阴脾经的三阴交穴，足太阳膀胱经的肝俞穴、肾俞穴。肝俞穴位于背部，当第9胸椎棘突下，旁开1.5寸处即是，为肝的背俞穴。肾俞穴位于腰部，当第2腰椎棘突下，旁开1.5寸处即是，为肾的背俞穴。肝肾亏虚，自然是要补肝益肾，而肝俞穴和肾俞穴则是最佳组合。

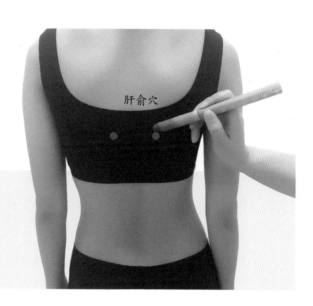

肝俞穴

◎肝俞穴位于膈俞穴下2个胸椎棘突处，膈俞穴位于肩胛骨最下角的水平线上，距正中线1.5寸处。

上述穴位可采用温和灸，每个穴位分别灸20～30分钟，每天或隔天1次，10次为1个疗程。

除了艾灸外，经常痛经的女性平时在经期一定要注意饮食，经前和经期不要吃生冷寒凉的食物，以免寒凝血瘀而加重痛经，很多女性朋友的痛经都是因为贪吃寒凉食物所致，所以一定要注意。

在月经前后，更要避免接触寒凉，如用凉水洗菜、洗衣服。要特别注意下半身及两脚的保暖，在月经来潮时可用热水袋热敷小肚子，这样能减轻痛经的程度。此外，女性朋友还要注意休息，工作不要太累，多参加一些体育运动，保持愉快的心情。

治疗闭经并不是什么大问题

现代医学对闭经的解释是：从没有过月经或月经周期已建立后又停止的现象。一般来说，从没来过月经的是原发性的闭经，如果来身有月经，但中间又停了几个月，这种情况属于继继发性闭经，多是由一些继发性疾病引起。

除了闭经的症状外，有的女性朋友还会伴有白带异味、不爱吃东西、大便溏泄或便秘，浑身没劲儿、头晕心悸、腰腹疼痛等症状。

中医认为，本病有虚实之分，虚者精血不足，血海空虚，无血可下，多因肝肾不足，气血虚弱，阴虚血燥而成闭经。实者邪气阻隔，脉道不通，经血不得下，多由气滞血瘀，痰湿阻滞导致闭经。此外，工作压力过大，精神抑郁，或受刺激，气血郁滞不行……这些也是诱发很多女性朋友得闭经的原因。

这里我们主要针对虚寒性闭经、血虚闭经、血滞闭经来谈谈具体的艾灸方法。

虚寒性闭经

这种情况主要表现为闭经，小肚子冷痛，白带绵绵，腰膝酸软，手脚发凉，没劲儿，怕冷喜暖。

像这种情况应以温经散寒为主，我们可以采用隔物灸里的隔姜灸，分别灸关元穴、神阙穴和归来穴各4～7壮，每天1次，10天为1个疗程。

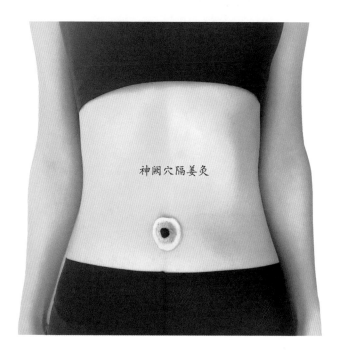

我们知道，关元穴可以补一身元气，神阙穴能温阳益气，而归来穴可以调经通络。三穴搭配，能起到很好的温阳通经作用。

血虚闭经

这种情况主要表现为月经量逐渐减少，直到月经完全停止，浑身无力，伴有心烦心慌，头晕目眩等。

像这种情况艾灸时宜以补气养血为主，主要以补法为主，可用艾炷进行无瘢痕灸，分别灸关元穴、归来穴、气海穴各6～9壮。

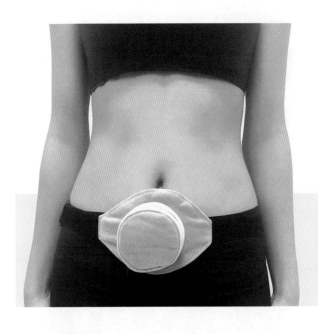

◎关元穴特别适合用艾灸罐进行随身灸。

血滞闭经

这种情况主要表现为闭经，小肚子胀痛，烦躁不安，胸闷，大便干燥，口干却不爱喝水。

像这种情况治疗上宜以行气活血为主，可采用泻法，用艾炷进行无瘢痕灸，灸中极穴、太冲穴各4~6壮，灸三阴交穴6~8壮。

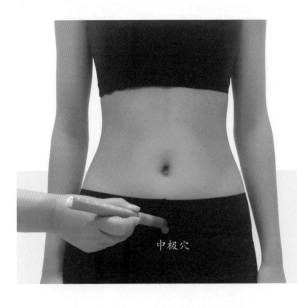

中极穴

◎找中极穴可以先定位关元穴，其下1寸即中极穴。

中极穴属于任脉穴位，位于前正中线上，脐下4寸处，有调和冲任的作用。太冲穴位于足背部，也是常用理气要穴，而三阴交穴能女性调经要穴。

除了艾灸调理外，还要注意生活习惯。在月经期间最好不要吃生冷瓜果和辛辣刺激性食物；当然，也要避免过分节食或减肥，以免造成营养不良引发闭经。

平时的体育锻炼也是不可少的，另外，保持精神愉快也是非常重要的，一定要避免过度精神紧张，保持情绪舒畅。经期一定要注意保暖，尤其重点放在腰部以下，两脚不要受寒。行经前后和产后应注意不要受寒湿，以免引起继发性闭经。

灸对穴位，让白带不再增多

当女性的白带量增多，而且发生色、质、气味的改变，我们通常会视为白带增多症。这种病常与生殖器感染(如阴道炎、宫颈炎、子宫内膜炎等)、肿瘤或身体虚弱等因素有关。结了婚的女性朋友最容易得这种病。

白带增多症主要以阴道分泌物量多为主，带下色白、质稀、味腥，或色黄、质稠如涕如脓，而且连绵不断。

本病属于中医里的"带下"范畴，多是由于肝郁脾虚，湿热下注，湿邪影响到冲任二脉；或肾气不足、下元亏虚、带脉失约；或房事不洁，感染邪毒所致。中医里比较常见的类型有脾虚型和肾虚型。

脾虚型

脾虚型主要表现为带下颜色发白或淡黄，没有臭味，质地黏稠，连绵不断，脸色发黄，不爱吃东西，大便稀溏，乏力。治疗上应以健脾化湿、止带为主。

艾灸时可选取脾俞穴、足三里穴、带脉穴、中极穴和阴陵泉穴。

脾俞穴和足三里穴，健脾益气，中极穴通调冲任，这3个穴位是从源头上解决问题。带脉穴属于足少阳胆经，位于侧腹部，当第11肋骨游离端下方垂线与脐水平线的交点上。带脉穴，顾名思义，能够用于调治赤白带下等妇科病症，各种类型的带下病都可选用此穴。

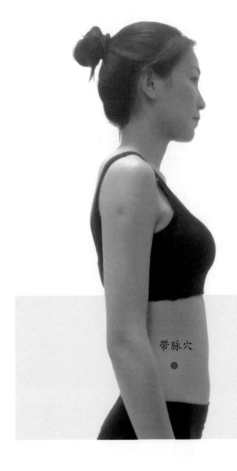

带脉穴

◎带脉穴位于肚脐水平线与第11肋骨游离端下方垂线的交点处。

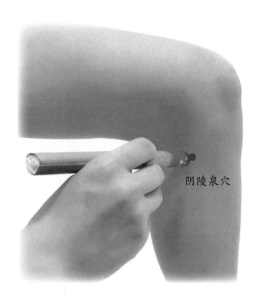

阴陵泉穴

阴陵泉穴属足太阴脾经，位于小腿内侧，胫骨内侧下缘与胫骨内侧缘之间的凹陷中，有健脾除湿的作用。

对这些穴位进行艾灸时宜采用补法，进行温和灸，每穴每次灸15～20分钟，每天或隔天1次，15次为1个疗程。

肾虚型

肾虚型主要表现为带下色白，量也比较多，质清稀薄，连绵不绝，小肚子发凉，腰部酸痛，小便次数多而且清长，尤其晚上更加严重，大便稀薄。

艾灸时可取关元穴、肾俞穴、带脉穴、中极穴和阴陵泉穴。

关元穴和肾俞穴用来补肾固元，以治根本，带脉穴、中极穴和阴陵泉穴用来化湿止带，以治其标，只有标本同治才能取得最好的效果。

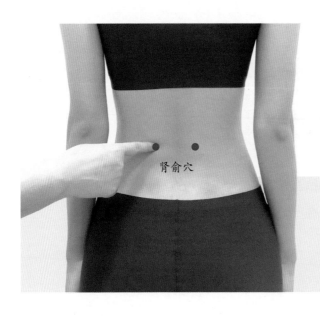

肾俞穴

◎肚脐正后方为背部的命门穴，其旁1.5寸处为肾俞穴。

　　艾灸时可采用温和灸，每穴灸15～20分钟，每天或隔天灸1次，15次为1个疗程。

　　除了艾灸外，日常保养也很重要。配餐宜以健脾补肾的食物为主，比如可以吃一些黄芪粥、淮山粥、白果粥等。女性朋友无论是在患病期间还是平时，都要少吃生冷、寒凉食物，如冰冻饮料、冰冻水果等，也不要多吃辛辣煎炸食物等。

　　有些女性朋友总是担心白带过多会弄脏内裤，这时多会用卫生护垫。其实这种做法是错误的，这种情况很容易造成外阴滋生大量细菌。因此，如果不是月经期，还是尽量不要使用卫生护垫。如果白带量多，可以在每天晚上用清水洗净外阴，及时更换内裤。有的人总是听信电视广告里的各种清洗阴道的药液，盲目使用，这也是不正确的。经常使用这些药物清洗阴道，可能会破坏阴道的内环境。

第8课
艾灸是慢性病的调理大师

每个高血压患者背后都应有个"艾"医生

当人们感到不舒服了，到了医院通常医生做的第一件事就是测量患者的血压情况如何。那么血压是什么呢？我们知道，流动着的河水会不停地冲击两边的堤岸，对堤岸产生一定的压力。我们的心脏和血管共同构成一个闭合的回路，心脏和血管推动血液在这个回路中不停地流动，就像流动的河水冲击河岸一样，血液也会对血管壁产生一定的侧压力，我们称其为"血压"。

我们平时所说的血压都是指动脉血压。心脏收缩时的血压叫收缩压，心脏舒张时的血压叫舒张压。在安静状态下非同日测量3次血压，如果每次收缩压≥140毫米汞柱，或舒张压≥90毫米汞柱，就说明患上了高血压病。

高血压病可以说是当今世界上流行最广泛的疾病之一，被称为"无声杀手"。如果说它是"国人第一病"，我想绝大多数人都不会有异议。平时如果我们说某某人患了癌症，可能会有很多人大吃一惊，但如果说某某人得了高血压，可能没人会理睬。因为高血压这种病太普遍了，普遍得都快让人们忽视了它的危害性。

高血压病的危害在于，它会引起脑、心、肾的损伤，是导致脑卒中、心力衰竭、冠心病、心肌梗死和肾功能衰竭的危险因素。我们有时会看见身边的高血压患者刚刚还在谈笑风生，还在下棋唱歌，突然间，或不能正常说话，或头一偏半身不遂了，或者猝死……这其实是高血压并发症带来的后果。

高血压属于中医里"眩晕""头痛"等范畴。中医认为，本病多是因为情志抑郁、精神过于紧张，或平时饮酒过度、嗜食油腻食物所致。比较常见的类型有肝阳上亢型、痰浊中阻型、肝肾阴虚型，用艾灸辨证治疗效果不错。

肝阳上亢型

这种类型的高血压主要表现为头晕耳鸣，头痛，心悸，失眠多梦，或腰膝酸软，舌头较红。对此型高血压我们应以平肝潜阳为主。

艾灸时可选取风池穴、太冲穴、行间穴、太溪穴。

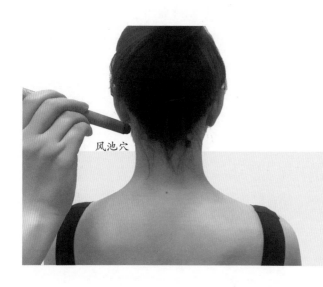

风池穴

◎风池穴比较好找，后颈部上方两侧的大凹陷里即是穴位处。

风池穴位于颈项部，属于足少阳胆经，而太冲穴为肝经原穴，肝胆相表里，两穴搭配能有效平抑肝阳。行间穴也属于肝经，能加强太冲穴的平肝作用。这里为什么用太溪穴呢？因为肝阳上亢多有肾精不足的情况，而太溪穴为肾经原穴，有补肾益精的作用。

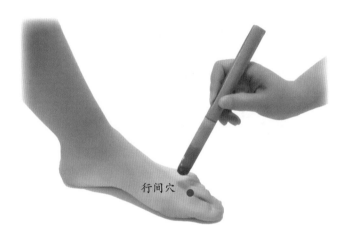

行间穴

进行艾灸时，每个穴位分别灸10分钟，每天灸1次或隔天灸1次，10次为1个疗程。

痰浊中阻型

痰浊中阻型主要表现为头晕，头部沉重，有束缚、紧箍感，就好像有布带束裹一样的感觉，胸闷恶心，不爱吃东西，特别想睡觉，口中比较黏腻，四肢也感觉沉重，舌体胖大，舌边有齿痕，舌苔白腻。治疗时宜以健脾祛痰为主。

艾灸时可取风池穴、中脘穴、丰隆穴、阴陵泉穴。

风池穴可疏调头部气血，改善头晕症状；中脘穴健脾和中；丰隆穴和阴陵泉穴能够祛痰化湿。四穴相配，标本同治。

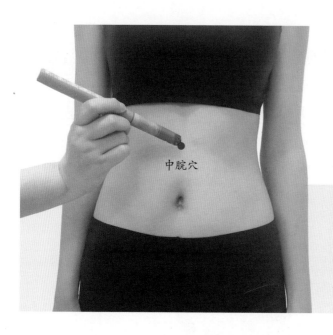

中脘穴

进行艾灸时，每个穴位分别灸15分钟，每天灸1次或隔天灸1次，10次为1个疗程。

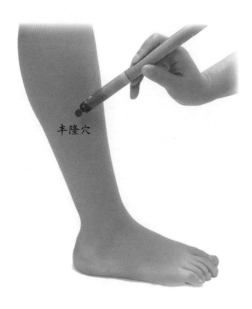

丰隆穴

肝肾阴虚型

主要感觉头晕目眩，两眼干涩，耳鸣，腰膝酸软，手足心热，心烦口干，失眠健忘，或有盗汗症状，舌质发红，少苔或无苔。治疗宜以滋补肝肾为主。

艾灸时用艾炷进行无瘢痕灸，灸风池穴、肝俞穴、肾俞穴、太溪穴。

风池穴上面已经多有说明，这里用肝俞穴、肾俞穴、太溪穴的意义在于补肝益肾，养血益精，从根本上改善肝肾阴虚的问题。

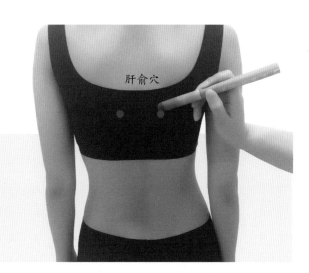

◎肝的问题一般都可以找肝俞穴来治疗。

进行艾灸时，风池穴灸10分钟，肝俞穴、肾俞穴、太溪穴分别灸20分钟，每天灸1次或隔天灸1次，10次为1个疗程。

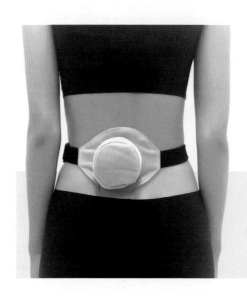

◎肾俞穴有补肾益气的功效，常灸有奇效。

　　除了艾灸外，高血压患者要特别注意情绪管理和饮食调整。

　　除了低盐饮食，高血压患者平时还要适当多吃一些维生素含量丰富及纤维素多的新鲜蔬菜和水果；平时饮茶宜清淡，忌饮浓茶、浓咖啡，少吃辛辣、刺激性食物。在饮食方式上，高血压患者要节制饮食，避免进餐过饱，减少甜食，将体重控制在正常范围；严格控制烟酒。

艾灸能有效改善糖尿病症状

　　如果你最近总感觉口渴难耐，只有大量的、不停地喝水才会感觉舒服一点；饭量比平时也多了，身体却越来越瘦；有时肾也变得不争气了，频繁地跑卫生间……当出现这些症状时，你可要当心了，这是身体给你发出的预警信号——你可能得了糖尿病。

　　糖尿病最典型的症状就是"三多一少"，也就是多饮、多尿、多食和消瘦。多尿就是指糖尿病患者每天排的尿量比较多。多饮是因为多尿，多尿会使身体丢失大量的水分，令人烦渴多饮。排尿越多，口渴问题越严重。多尿引起多饮，并非多饮导致多尿。

糖尿病患者还比较能吃，即多食。我曾遇到过一位陈姓患者，每天8点钟吃早餐，可是没到10点钟肚子就饿了；中午12点吃中饭，下午1点就饿了，午睡都没睡好，肚子就咕咕叫了；6点钟吃晚餐，7点钟肚子就饿了。

为什么会这样呢？糖尿病患者血糖虽然很高但不能利用，因而能量缺乏。为了补偿体内的损失，维持身体活动，患者就很容易产生饥饿感，食欲亢进，老有吃不饱的感觉，甚至每天吃五六次饭，但这有时还不能满足食欲。尽管吃得虽然多，因葡萄糖不能充分利用，反而使血糖更高，尿糖更高，形成恶性循环。

尽管糖尿病患者比较能吃，但还是免不了身体消瘦。这是由于胰岛素分泌不足，机体不能充分利用葡萄糖，使脂肪和蛋白质分解加速来补充能量和热量。其结果使体内碳水化合物、脂肪及蛋白质被大量消耗，再加上水分的丢失，患者体重就会越来越瘦，有时可下降数十斤，以致疲乏无力，精神不振。

除了"三多一少"的症状，糖尿病患者还有很多其他的症状，比如身上没劲儿，皮肤出现明显的、持续性或复发性瘙痒，头发容易脱落等，这些症状其实多是糖尿病的并发症。

糖尿病在中医里属于"消渴"范畴。它的发生与个人体质、饮食、情志、环境等因素有非常密切的关系——本身是阴虚体质，再加上饮食无度、情志失调、劳欲过度，而导致身体内阴阳失和，燥热内生，肺、胃、肾三脏受到伤害，才发生此病。

刚开始发病时主要是以热或虚热为主，时间久了阴虚就会损及于阳，出现阴阳两虚。

艾灸时用温和灸，取胰俞穴、肺俞穴、脾俞穴、肾俞穴。

胰俞穴为经外奇穴，位于第8胸椎棘突下，旁开1.5寸处，是治疗消渴的经验效穴。肺俞穴补肺阴，脾俞穴健脾而生津液，肾俞穴滋补肾阴。

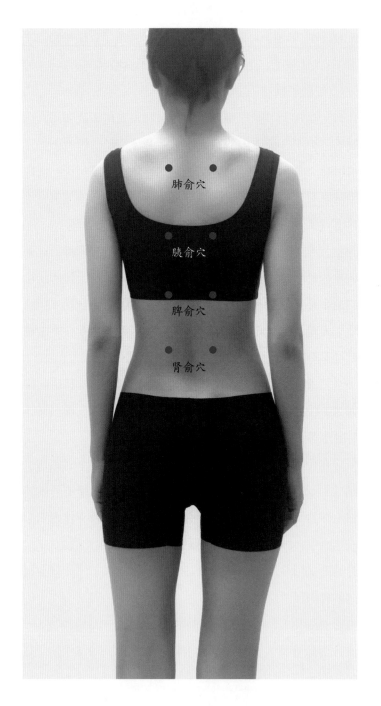

操作时，每个穴位分别灸5～10分钟，每天灸1次或隔天灸1次，10次为1个疗程，休息5～7天后再进行下1个疗程。

需要注意的一点就是，艾灸治糖尿病，热度以患者感觉舒适为宜，避免烫伤皮肤，因为一旦灼伤皮肤则特别容易感染，不容易愈合。

艾灸治疗糖尿病只是帮助改善一些症状，因此不能完全靠艾灸治疗糖尿病，该配合医生用药一定要配合。

此外，控制饮食对于糖尿病患者来说是至关重要的。可以说，控制饮食是控制糖尿病病情的最有效手段。不论糖尿病属什么样的类型，病情轻重或有无并发症，是否用胰岛素或口服降糖药治疗，都应该严格进行和长期坚持饮食控制。我接触过很多糖尿病患者，他们本来在初期控制得很好，最后由于没有管住嘴，结果病情复发。可见，饮食对于糖尿病的重要性。

高脂血症的源头多在于脾胃

血脂是人体血浆内所含脂质的总称，这里面包括了胆固醇、甘油三酯、胆固醇脂、β-脂蛋白、磷脂等。当某人某些数值超过了标准的范围，我们说这个人可能得了高脂血症。比如，当血清胆固醇超过正常值230毫克/100毫升，甘油三酯超过140毫克/100毫升，β-脂蛋白超过390毫克/100毫升以上时，我们就可以称之为高脂血症。一般中老年人最容易得这个病。

高脂血症与糖尿病、脂肪肝等被认为是"都市现代病"，这些病多是由不良生活习惯引起的。其中饮食是比较重要的一方面。比如，大多数患高脂血症患者长期饮食不科学，喜欢吃甜食，暴饮暴食，吃东西没有规律，进食过多含脂肪和胆固醇的肉、蛋类食品等，使热量摄取多于消耗。此外，生活无规律、喜欢晚睡晚起、体力活动减少等，这些都会造成营养过剩和高脂血症发生。

高脂血症本身的发病是一个慢性过程，轻度高脂血症通常没有任何不舒服的感觉，高脂血症较重时会出现头晕目眩、头痛、胸闷、胸痛、心慌、气短、乏力、口角歪斜、不能说话、肢体麻木等症状。

高脂血症的危害是非常大的。如果影响心血管，则会引起冠心病、心肌梗死、高血压；如果影响脑血管，则造成脑血管疾病。血脂增高一方面会造成动脉粥样硬化，一方面会使血液变得黏稠，血流缓慢，形成血栓，引起脑栓塞、脑出血；如果是影响肾血管，则会造成肾动脉硬化，致使肾功能受损。

中医认为，高脂血症属于"痰浊"范畴，主要是由于脾胃功能失调、气血失和，导致痰湿和血瘀。既然是脾胃失和所致，那我们可以在胃经和脾经上的穴位进行艾灸，能取得不错的效果。

主穴可以选择胃经上的足三里穴、丰隆穴，脾经上的三阴交穴、阴陵泉穴，同时配合神阙穴、关元穴、气海穴、脾俞穴。

为什么这几个穴位能缓解高脂血症呢？我们看，足三里穴是胃的合穴，可补益脾胃、升发脾阳；丰隆穴可化痰降浊、宣通气机。三阴交穴和阴陵泉穴是脾经上要穴，可以调理脾胃、健脾助运。神阙穴、关元穴、气海穴是任脉上的要穴，可以益肾调经、回阳补气；脾俞穴属于膀胱经，可健脾利湿、和胃助运。

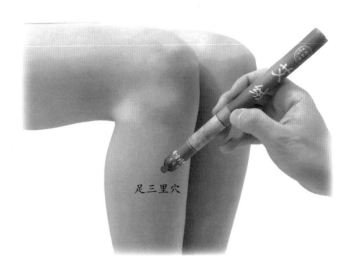

足三里穴

艾灸时用艾条进行温和灸，每次不用取所有的穴位，可以取2～3个主穴和2～3个配穴进行艾灸，每天或隔天灸1次，1～3个月为1个疗程。

除了艾灸外，必要的饮食调养对于控制高脂血症也具有非常重要的意义。

如果是血清中上胆固醇高，我们在平时就要限制胆固醇的摄入，不要吃动物脑、肝、肾、蟹黄、鱼子、蛋黄等含胆固醇高的食物；胆固醇摄入量每天应该控制在300毫克以下，血胆固醇中度以上升高

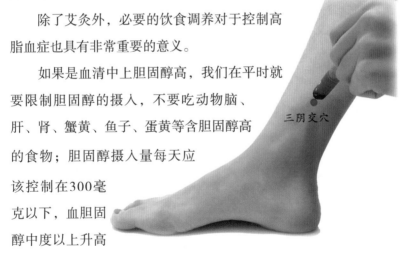

三阴交穴

者每天胆固醇应控制在200毫克以下；平时我们要少吃动物性脂肪，可以用植物油来替代；可以适当多吃一些如蔬菜、水果、粗粮等含纤维高的食物，以降低血胆固醇；饮食要以清淡为主，尤其是中老年人在饮食上更要清淡，这样有利于控制血胆固醇升高。

如果是甘油三酯高，我们平时要限制总热量摄入，同时要保

持理想的体重；也要尽量避免食用含糖较多的糕点及罐头等食物；胆固醇每天摄入量应控制在300毫克以下，食物控制上可比高胆固醇血症患者稍为放松一些；少吃油腻食物，可适当多吃一些蔬菜、水果、粗粮等含纤维素较多的食物。

冠心病的治疗应全面

冠心病是冠状动脉粥样硬化性心脏病的简称，是指冠状动脉粥样硬化使血管腔阻塞，导致心肌缺血、缺氧而引起的心脏病。临床上常见有的5大类：隐匿性冠心病、心绞痛、心肌梗死、缺血性心脏病和猝死。那些中年事业有成、长期工作压力大的老板、高管等最容易得这个病。

冠心病最明显的症状是胸痛。如果平时体力活动过重或情绪过于激动等，就可能会诱发，主要表现为突然感觉心前区疼痛，多是发作性绞痛或压榨性疼痛，也可为憋闷感。疼痛会从胸骨后或心前区开始，向上放射至左肩、臂，甚至小指和无名指，休息或含服硝酸甘油会得到缓解。胸痛放散的部位还会涉及颈部、下颌、牙齿、腹部等。其他可能症状有眩晕、气促、出汗、寒战、恶心及昏厥。严重的人还会因为心力衰竭而死亡。

这里告诉大家一些冠心病常见的症状，大家可以对比参照一下：

1.做一些体力活动后感觉胸闷、心悸、气短，休息时自行缓解；

2.精神过于紧张时出现胸骨后或心前区闷痛，或紧缩样疼痛，并向左肩、左上臂放射，持续3~5分钟，休息后自行缓解；

3.吃东西太多、寒冷或看惊险影片时出现胸痛、心悸；

4.反复出现脉搏不齐、不明原因心跳过速或过缓，听到周围的噪声会引起心慌、胸闷；

5.夜晚睡眠枕头低时，感到胸闷憋气，需要高枕卧位才会感觉舒服；

6.熟睡或白天平卧时突然胸痛、心悸、呼吸困难，需立即坐起或站立方能缓解；

7.性生活或用力排便时出现心慌、胸闷、气急或胸痛不适；

8.出现与运动有关的头痛、牙痛、肩痛等。

如果你经常出现这些症状，就应该引起注意了，这提示你可能患上了冠心病，应及时就医检查。

冠心病属于中医学里的"胸痹""心痛"等范畴。中医认为，冠心病的病因为七情内伤，饮食不节，年老体衰，使心肝肾脾等脏腑亏损，胸中阳气不足，导致气机不畅，血运不通。如果用艾灸进行辅助治疗，可以行气活血、宽胸理气。

对于冠心病进行艾灸，我们可以取内关穴、郄门穴、神门穴、厥阴俞穴、膻中穴。

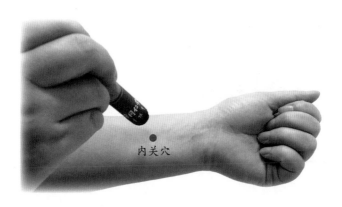

内关穴

内关穴位于腕横纹上2寸，郄门穴位于腕横纹上5寸，两穴都在掌长肌腱与桡侧腕屈肌腱之间。内关穴和郄门穴是手厥阴心包经上的穴位，两者搭配，可调理心气，疏导气血。

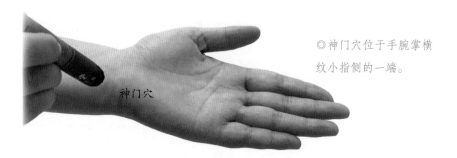

◎神门穴位于手腕掌横纹小指侧的一端。

神门穴为心经原穴，有宁心安神之功。厥阴俞穴是足太阳膀胱经上的穴位，是心包的背俞穴，位于背部，当第4胸椎棘突下，旁开1.5寸处；膻中穴属于任脉，为心包募穴，位于两乳头连线与前正中线的交点处。厥阴俞穴和膻中穴搭配，能调心气，养心神。

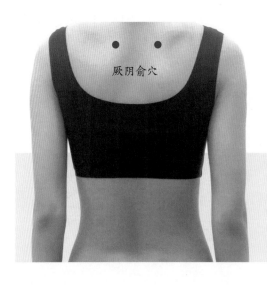

◎找厥阴俞可先定位大椎穴，向下数4个胸椎棘突，再旁开1.5寸即是厥阴俞穴。

操作时可采用温和灸，每天每穴灸1次，每次灸15分钟，10次为1个疗程，疗程中间可以休息一两天。如果伴有心绞痛，每天可以灸2~3次。

冠心病患者除了遵循医嘱，积极进行药物治疗和艾灸治疗外，还要做好自我调养。

在吃的方面上，平时多吃一些清淡的食物，少吃动物性脂肪和胆固醇含量高的食物。那些平时爱吃肥肉、动物内脏、蛋黄等油腻食物的患者一定要管住自己的嘴，不能想吃什么就吃什么。如果你馋了，可以适当吃一些瘦肉、鱼肉和蛋类等。平时做菜尽可能少用动物油，适当多用一些植物油；适当多吃一些蔬菜和水果，糖和盐这些要少吃。

要积极控制你的体重。那些不能很好控制体重的人，冠心病发病的概率往往都比正常人高。如果你本身很肥胖，就要学会减肥，可以多做一些运动、控制一下饮食。

冠心病的人最怕劳累和精神刺激，平时一定要避免过度劳累和精神紧张。在天气温差变化大时，一定要注意保暖。平时起居要有一定的规律，睡眠要充足，心境要平稳。远离烟酒。

对于冠心病来说，预防远胜于治疗。因此平时一定要积极去医院做检查，尤其是患有高血压、糖尿病的人更要积极检查。这些病都和冠心病的发生有密切关系，一旦发现就要及时就医，有针对性地治疗，以控制其进展。

别把脂肪肝不当回事儿

脂肪肝是由于各种原因引起了肝细胞内脂肪堆积所致。平时我们在健康体检中常会遇到一些朋友被筛查出脂肪肝来，实际上环顾我们周围同事、家人、朋友，我们发现越来越多的人都开始患上了脂肪肝。可见，脂肪肝正严重威胁着我们国人的健康。

从医学角度上看，正常人肝脏所含的脂肪约占肝脏重量的3%～5%，超过5%即是形成了脂肪肝。当肝含脂量占肝重5%～10%者，我们称之为轻度脂肪肝；当肝含脂量占肝重10%～15%者，我们称为中度脂肪肝；当肝含脂量达到25%以上时，我们称为重度脂肪肝。一般轻度脂肪肝没有什么症状；中度以上至重度脂肪肝才会出现四肢无力、右肩背疼痛发胀，无缘无故感觉头晕、口苦、口干、口臭，食欲不好，饭后腹胀、恶心、肝区不适，大便忽干忽稀等。还有部分重度脂肪肝者化验检查可发现有转氨酶轻度升高，血糖或血脂升高。

一般来说，脂肪肝常有酒精性脂肪肝和非酒精性脂肪肝。在过去，脂肪肝(多见于酒精性脂肪肝)多见于发达国家，这与当地人长期大量饮酒有很大的关系。后来随着我们生活水平的提高，我国脂肪肝的发病率也快速上升。这与高脂、高热量食物摄入过多关系极大。特别是一些事业有成的中年人，由于工作压力大，平时饮食没有规律、缺乏运动、经常饮酒等，导致患脂肪肝的人概率增大。很多人觉得得了脂肪肝也没有什么大不了的，事实上这种情况如果得不到及时治疗并且继续加重，肝细胞会发生慢性纤维化，进而发展成肝硬化。因此，我们还真别把脂肪肝不当回事儿。

从中医角度来看，出现脂肪肝的主要原因是脾胃不好、气血不足，无法正常运化食物，使得脂肪代谢困难，堆积在肝脏里，从而影响肝的供血和其他功能。

脂肪肝本身是可逆性的病变，早期诊断与及时的治疗可以很快恢复到正常状态。用艾灸治疗脂肪肝有较好的作用，尤其适用于轻、中度脂肪肝患者。

　　进行艾灸时，我们可取期门穴、肝俞穴、脾俞穴、丰隆穴。如果是肝气瘀滞型，主要表现为平时容易生气、腹胀、胸胁不舒，这时我们可以加灸太冲穴。

　　期门穴和肝俞穴可以调节肝经气血，脾俞穴和丰隆穴可以健脾化湿，太冲穴能够疏肝理气，共同起到调肝理脾、畅达气机的作用。

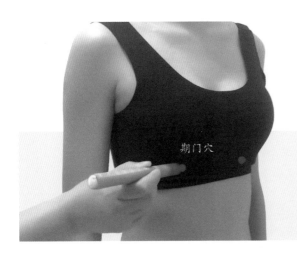

◎期门穴位于乳头直下2个肋间隙的距离。

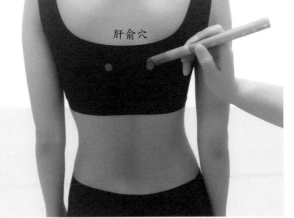

◎肝俞穴的定位要先找膈俞穴，前文已有多次介绍。

操作时，我们可以对以上每个穴位进行温和灸20~30分钟左右，10天为1个疗程，休息几天然后再进行下一个疗程。3个疗程后休息半个月左右再进行艾灸，一般坚持两三个月就有明显的效果了。

别指望一下子就治好脂肪肝，与脂肪肝的战斗是一个长期的过程。不管是酒精性脂肪肝，还是非酒精性脂肪肝，一定要戒酒，只有先戒酒才能往下进行治疗。

在饮食上，脂肪肝患者应以高蛋白质、高维生素、低糖、低脂肪的清淡饮食为主；不吃或少吃动物性脂肪，多吃蔬菜、水果和富含纤维素的食物；平时饮食要多样化，远离辛辣食物。

此外，我们平时还要增加和坚持体育锻炼，这一点很重要。脂肪肝患者可以选择有氧运动，如慢跑、快步走、骑自行车、游泳、上下楼梯、跳绳等适合自己的运动。当然，并不是说运动越多越好，一般运动半个小时左右就可以了，每周坚持3~5天。

艾灸非常适合治疗肩周炎

你有没有过这样的感觉：手臂一往上抬就感觉剧烈疼痛，于是手不能上举，也不能来回摆动；或是肩膀、手臂一阵阵地疼痛，总是无法根治……这些其实都是肩周炎的症状。肩周炎是以肩部疼痛和活动障碍为主要症状的疾病，一般50岁以上的中老年人容易得这个病，所以人们还管它叫"五十肩"。

刚开始发病时只是感觉肩部酸痛无力，随着疼痛逐渐恶化，肩关节无法活动，手臂无法提举或向后弯曲，比如无法系围裙，甚至没办法梳头。这种关节无法活动的现象，正是肩周炎的典型特征，与单纯的肩膀酸痛和其他障碍有别。

　　这种情况时间长了，疼痛虽然会逐渐减轻，但肩膀肌肉会松脱，四周会出现按压痛的压痛点。一般来说，快则1～2个月，通常是半年到一年的时间，疼痛逐渐消失，运动障碍减少。不过，其中也不乏历时很久的情形。假如运动障碍长久持续，可能导致肩部关节僵化，即使不痛也动弹不得。

　　中医认为，肩周炎由肩部感受风寒所致，又因患病后胸肩关节僵硬，活动受限，好像冻结了一样，所以还叫"冻结肩""肩凝症"。本病常因汗出当风、夜卧不慎、风寒外袭、邪郁肌肤，或久卧寒湿之地、汗出后浸渍冷水、沐水雨淋、感受寒湿，或由内、外伤及慢性劳损等引发。

　　中医里将肩周炎分为外感风寒型、外伤筋骨型、气血不足型等。其中，外感风寒型主要表现为肩膀四周酸痛。一般风邪偏胜的人，疼痛会向上肢放射；而寒邪偏胜的人，肩膀疼得比较厉害，遇到热就会感觉舒服；而湿胜的人，肩痛比较固定，局部肿胀不能按。外伤筋骨型主要表现为肩部疼痛得比较厉害，位置比较固定，多有局限性压痛，舌质发暗，有瘀点和瘀斑。气血不足型的肩周炎多发生于年老体弱者或过于劳累者的身上，主要表现为肩周疼痛，时间比较长，肩部活动受限明显，肌肉萎缩，或伴有神疲无力、腰酸腿疼等症状。

　　艾灸非常适合治疗像肩周炎这种寒性疾病，它可以温经散寒、止痛消炎。不管是哪种类型的肩周炎，主穴可取阿是穴、肩髎穴、肩髃穴、肩贞穴。

　　阿是穴就是疼痛的地方，哪里疼就在哪里艾灸。

　　肩髎穴是手少阳三焦经上的穴位，肩髃穴是手阳明大肠经上的穴位，它们都在我们的肩部，当肩关节外展时，肩部出现两个凹陷，肩峰后下方凹陷处是肩髎穴，而肩峰前下方凹陷处是肩髃穴，它们都有缓解肩臂疼痛的作用。

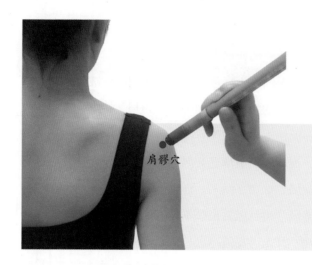

肩髎穴

◎肩髎穴与肩髃穴一前一后，肩髎在后，肩髃在前。

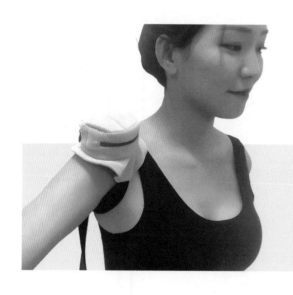

◎肩髃穴和肩髎穴都可以采用艾灸罐进行随身灸。

　　肩贞穴是手太阳小肠经的穴位，在我们的肩关节后下方，臂内收时，腋后纹头上1寸，常用于治疗肩臂疼痛等症。

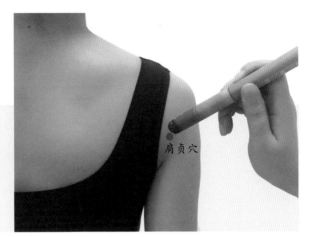

◎肩贞穴在身体左右两侧各有1穴，都要进行施灸。

　　操作时，我们可对这些穴位进行温和灸，每天每个穴位灸15～20分钟，7天为1个疗程，然后可以休息2～3天再进行艾灸。对于不方便的地方，我们可以用艾灸盒进行艾灸。

　　肩周炎的治疗是一个长期的过程，很多人往往是因为不能坚持就轻易放弃了，也有的人想要走捷径，比如有的人打封闭针，虽然药物直接被注射到椎管里或神经根周围，也能收到立竿见影的效果，可是药效过后容易出现反复，也是治标不治本的方法。

　　因此，治疗肩周炎需要我们长期调养，除了必要的艾灸外，还要配合运动、饮食等。此外，寒凉容易引起肩周炎复发，我们平时一定要注意保暖防寒，不要让肩部受凉。

图书在版编目（CIP）数据

杨力老师的 8 堂艾灸课：教你用一根艾条养护全家健康 / 杨力著 .
-- 北京：中国轻工业出版社 , 2019.9
ISBN 978-7-5184-2335-4

Ⅰ . ①杨… Ⅱ . ①杨… Ⅲ . ①艾灸—基本知识 Ⅳ . ① R245.81

中国版本图书馆 CIP 数据核字 (2019) 第 125053 号

责任编辑：舒秀明
策划编辑：舒秀明　　　责任终审：张乃东　　　封面设计：续断设计
排版制作：于秀娟　　　责任监印：张京华

出版发行：中国轻工业出版社（北京东长安街 6 号，邮编：100740）
印　　刷：北京博海升彩色印刷有限公司
经　　销：各地新华书店
版　　次：2019 年 9 月第 1 版第 1 次印刷
开　　本：720×1000　1/16　　　　　　印张：10
字　　数：60 千字
书　　号：ISBN 978-7-5184-2335-4　　　　定价：45.00 元
邮购电话：010-65241695　　　　　　　　传真：65128352
发行电话：010-85119835　85119793　　　传真：85113293
网　　址：http://www.chlip.com.cn
Email：club@chlip.com.cn
如发现图书残缺请直接与我社邮购联系调换
150313S2X101ZBW